子どもの知能と
身体を発達させる

噛む力

頭のよい子はきちんと噛める

小児歯科医
増田純一

WAVE出版

はじめに

子どものむし歯はずいぶん減ったけれども……

私が歯科医になった昭和40年代、子どもたちの口の中はむし歯（う蝕《しょく》）だらけでした。

当時は9割以上の子どもたちがむし歯を持っていたのです。

それが、今ではむし歯のない子どものほうが多くなり、幼稚園児ではむし歯のある子が35パーセント、小学生では47パーセントと過去最低になりました（文部科学省・平成29年度学校保健統計）。

12歳の平均むし歯本数（永久歯）は0・82本とこちらも過去最低です。

先進国の中でも、日本は北欧と並んでもっともむし歯の少ない国になりました。

これは大変すばらしいことです。

うまく噛めない子どもたち

しかし、一方で、むし歯がなくても、きちんと噛《か》めない子どもたちが増えているという困った問題も起きています。

歯はものを噛むためにあるわけですから、いくらむし歯がなくてもうまく噛めないと、子どもの心身の発達にマイナスの影響を及ぼします。

噛めない原因はさまざまで、歯並びが悪い、舌や口唇《こうしん》がうまく働かないなどです。

そのため、口元がしまらない「お口ポカン」状態、さらには、ろうそくの火を吹き消せない、ストローをうまく吸えない子どもたちもいます。

こういった子どもたちには共通して、風邪をひきやすい、アレルギーになりやすい、やる気がない、疲れやすいといった傾向があります。

実は、噛む力（咀嚼《そしゃく》力）は子どもの健康や知能、運動能力などと密接に関わっていることが、近年の研究でわかってきたのです。

私自身、40年にわたり子どもたちの口を診てきましたが、口を健康にすると、子どもたちの能力、さらには顔つきまでよくなっていくことを経験してきました。

その臨床経験を多くの学会や大学、専門家向け講習会などで発表する機会がありましたが、予想をはるかに超える大きな反響をいただき、あらためて子どもの口の重要性を認識しました。

子ども時代につちかった噛む力（咀嚼力）は、高齢になってからの健康寿命にもつながっています。

口のフレイル（虚弱）を避ける乳幼児期の口の健康

最近、高齢者の寝たきりの原因として、フレイル（虚弱）が指摘されていますが、身体全体のフレイルは口のフレイル（オーラルフレイル）が発端となるという調査研究が出ています。

オーラルフレイルを予防すれば健康寿命をのばし、寝たきりや認知症を予防することもわかってきました。

子ども時代に口の健康づくりをすることが、高齢期の健康を左右するといってもいいでしょう。

「健口」という言葉を知ろう

本書はこれまで私自身が実践してきた子どもの口の健康づくり＝「健口」について、一般の人たちにわかりやすくまとめたものです。

口を鍛え、「健口」になる具体的方法など、手軽にできるトレーニングも紹介してありますので、多くのお母さん、お父さん、乳幼児教育の現場で日ごろから子どもたちに関わる仕事をしている人たちに読んでいただければ幸いです。

子どもの知能と身体を発達させる 噛む力　もくじ

第2章 噛む機能が低下した子どもたち

第3章

学習能力、運動能力を高める「噛む力」

編集協力　油井香代子
校正　鴎来堂
本文イラスト　沖野雅明
装丁・本文DTP　松田行正＋梶原結実

第 1 章

乳児期・小児期の噛みあわせが人生を決める

咀嚼力がすべてを決める

人が健康に生きるために、もっとも大切な「食べる」ことを支えているのが、口で噛んで食べる力です。

これを「咀嚼力《そしゃく》」といいます。

人の健康は咀嚼力に左右され、長生きする人ほどその力は衰えません。
咀嚼力は生涯の健康や人格に大きく影響します。
それは乳幼児期から始まります。
この時期に正しい噛み方を身につけた子どもは、その後の成長も順調です。
むし歯がなく、きちんと噛んで食事をとっている子どもは、身体能力や学力などが向上するという報告が、多く出されているのです。

たとえば、幼稚園児を対象とした比較研究では、よく噛む食事をしている園児は、そうでない園児よりも計算能力が高いという結果も出ています。

一方、歯並びが悪い子どもは病気になりやすいともいわれています。

歯並びが悪く、正しい噛み方ができない子どもは、口元がしまらず、あいたままの「お口ポカン」状態が多く、むし歯や扁桃腺《へんとうせん》肥大、風邪などの感染症にかかりやすい傾向があるのです。

本章では子ども時代の口の状態が、健康や脳の発達、さまざまな能力と密接に関係していることを述べていきたいと思います。

生まれる前から始まる子どもの健康

お母さんの歯周病について

「母親の口腔《こうくう》の健康が、生まれてくる子どもの健康に深く関わっている」

こういうとびっくりされるかもしれませんが、実は、20年以上前からこれを裏づける研究や報告が数多く出されてきました。

有名なのは1998年、米国歯周病学会からの発表です。

それは、母親の歯周病が低体重児出産の大きな危険因子だという報告です。

歯周病のある妊婦は、そうでない人より早産や低体重児を出産しやすいことがわかりました。

そのリスクは飲酒よりもずっと高かったのです。

たとえば、米国ノースカロライナ大学での研究では、歯周病のない妊婦の早産率が6パーセントに対して、歯周病があり、妊娠中に悪化した場合では43パーセントが早産だったということです。

つまり、歯周病の妊婦は7倍強も早産しやすいということになります。

ちなみに、普通は40週前後で出産となりますが、早産は妊娠22週〜36週で出産する場合をいいます。

妊娠中の飲酒は早産のリスクを3倍にするといわれていますので、歯周病はそれよりも2倍以上のリスクということになります。

さらに、早産だけではなく、低体重児の原因のひとつともいわれています。

こちらは岡山大学大学院医師薬学総合研究科予防歯科学の研究グループの研究によるもので、妊娠中に歯周病治療をして、よくなったグループと、治療しても症状が改善されなかったグループを比較したところ、後者、つまり歯周病がよくならないグループのほうが、平均体重が約200グラム少なかったということです。
妊娠38週の胎児の大腿骨《だいたいこつ》の長さも短くなる傾向があるようです。

つまり、お母さんが歯周病菌をたくさん持っていると、胎児の発育に悪影響を及ぼすということが考えられるのです。

こういったことから、歯周病菌は母親だけではなく、胎児にとってもマイナスといえるでしょう。

けれどももともと、妊娠中の女性は歯周病になりやすく、歯周病がさらに悪化しやすくなります。

妊娠中に歯茎が腫れる妊娠性歯肉炎は女性ホルモンの変化が関係しているといわれています。

また、つわりなどの影響で唾液の酸性度が高まり、妊婦さんの口の中はむし歯や歯周病になりやすいのです。

赤ちゃんに与えるむし歯菌

子どものむし歯もお母さんの口の状態に影響されます。

むし歯の原因はミュータンス菌という口腔内細菌です。

このむし歯の原因菌が感染することで、むし歯ができます。

もし、この菌に感染していなければ、甘いものを食べてもむし歯はできません。

生まれたばかりの赤ちゃんにはミュータンス菌はいません。

ところが、離乳食が始まる6カ月~8カ月ごろから、むし歯菌は急速に増え始めます。

ちょうど最初の乳歯が生え始めるときと重なります。

では、どこから感染するかというと、70パーセントは母親、残りの30パーセントは父親や祖父母などの家族や身近な人からといわれています。

家族が口移しで食べものを与えたり、同じスプーンや箸を使ったりすることが原因です。

ミュータンス菌の感染力はそれほど強くありません。

しかし、周囲の大人が大量に菌を持っていたり、赤ちゃんに繰り返し口移しや大人が使った箸で食べものを与えたりすると、感染して口の中に定着します。

ですから、母親だけではなく父親や祖父母にも注意が必要なのです。

両親にむし歯がない家庭では、親から子どもにむし歯の原因菌が感染しないため、子どもにむし歯ができにくいのです。

妊娠したときに気をつけたいこと

つまり、子どものむし歯予防の第一歩は、妊娠したときから始まるということです。妊娠したら、むし歯を治し、むし歯の原因菌を減らすために、口の中を清潔に保つ口腔ケアが不可欠ということです。

また、むし歯の原因菌を減らすには、キシリトールの摂取が有効といわれています。最近では、キシリトールガムやキシリトール入りのタブレットがありますので、食後に噛むのも効果的です。妊娠中からキシリトールガムを噛むと、子どものむし歯保有率が5分の1に減少したという報告もあります。このように、子どもの「健口」は、お母さんの胎内にいるときからある程度決まってしまうのです。

お母さんになる前に、まず、ご自分の口の中をチェックしましょう。妊婦検診には口腔内の検診がありますので、忘れずに利用してください。

乳児期の授乳、離乳食の与え方が子どもの発達に影響する

子どもの噛む能力（咀嚼力）は、赤ちゃんのときから3～4歳になるまで時間をかけて学習し、トレーニングして育っていきます。

みなさんの現在の食べ方は、実は、この時期に学習、トレーニングして身についたもので、生涯ほとんど変化しません。

もし、この時期にまちがった食べ方を学んでしまうと、生涯その食べ方が続いてしまいます。

「三つ子の魂百まで」というのは、口の機能から見ると、まさにそのとおりなのです。

赤ちゃんの歯が生えそろうのは生後8～12カ月前後からです。

それ以前は前歯が歯茎から顔を出していますが、歯で食物を噛むことはできません。

しかし歯がない授乳期でも、赤ちゃんの噛む能力はしっかりとつちかわれているのです。

子どもの歯をどう大切にするのか？

子どもの口の機能が発達していく過程は、歯の生え方によって4期にわけられています。

❶歯のない無歯期
❷前歯が生える前歯期
❸奥歯が生える奥歯期
❹すべての乳歯が生えそろう完成期

です。

この各時期に合った食べ方、食べさせ方が将来の子どもの発達のためには、非常に重要になります。

これまで、食べ方、食べさせ方はあまり注目されてきませんでした。離乳食の中身には気をつかっても、離乳食の食べさせ方に注意をはらうお母さんは少ないように思えます。

授乳期の注意、離乳食期の食べ方、食べさせ方について具体的に述べていきます。

子どもの口の機能の発達過程

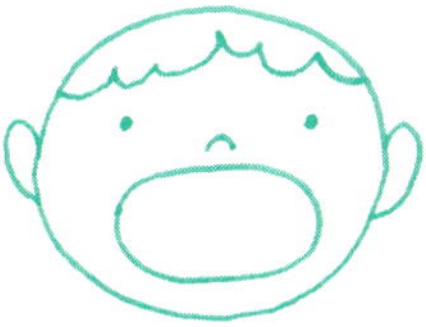

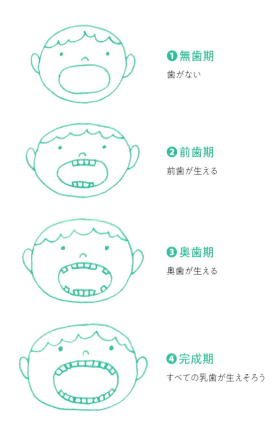

❶無歯期

歯がない

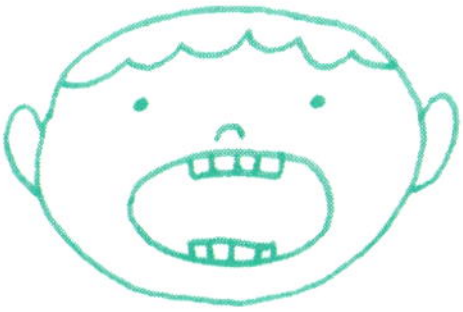

❷前歯期

前歯が生える

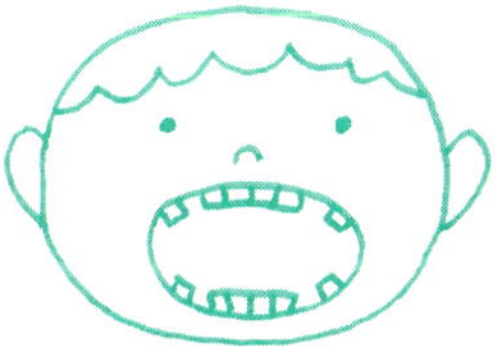

❸奥歯期

奥歯が生える

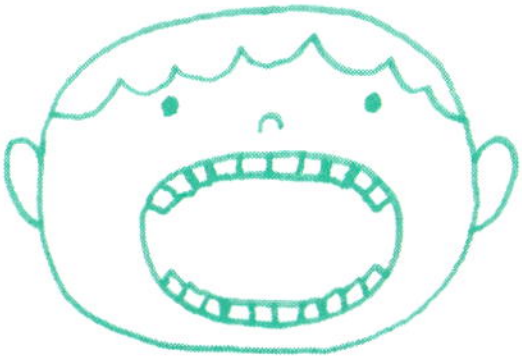

❹完成期

すべての乳歯が生えそろう

無歯期（0歳〜1歳前後）が将来を決める

歯がないこの時期は、口唇《こうしん》や舌の使い方を鍛える時期です。

口はすべての臓器の中で最初につくられ、脳に感覚を伝える基盤となる器官です。

口の機能は脳とダイレクトにつながっていて、おっぱいやミルクを飲むことで、もっとも敏感な舌、口唇から脳に刺激が伝わり、脳の発達をうながしてもいるのです。

授乳時の口唇と舌の使い方で発達障害がわかるという小児の専門家もいるくらいです。

赤ちゃんは生まれてから4〜5カ月ごろまでは、本能的に備わっている吸啜《きゅうせつ》反射という母乳を吸う能力があります。

指を赤ちゃんの口の中に入れると、すごい力で吸います。

吸うというより、しごいているといったほうがいいでしょう。

このとき、舌や下あご、口唇（特に上口唇《じょうこうしん》）が上手に連携して動き、母乳を吸っているのです。

舌はうねるような蠕動様運動《ぜんどうようよう》をしています。

上口唇は乳首の乳輪部分にぴったりとついています。

もし、上口唇の密着がうまくできない場合には、発育上、何らかのトラブルがあると発達心理学者の岩山和子先生（筑紫女学園短期大学教授）は、著書『赤ちゃんの哺乳行動』で述べています。

授乳期のポイントは、「深飲み」です。

おっぱいを深くくわえて、下あごと舌を十分動かして、ゴクンゴクンと飲むのが深飲みです。

それに対して、乳首だけをくわえて飲むのが「浅飲み」です。

浅飲みでは、舌やあごが十分に動かないため、発達に影響が出ます。

浅飲みの赤ちゃんの口蓋《こうがい》（口の上側の壁）は、深飲みの赤ちゃんに比べると狭くなる傾向があります。

口蓋がV字型になりやすく、それが将来の歯並びにも影響するのです。

授乳期のポイントは「深飲み」

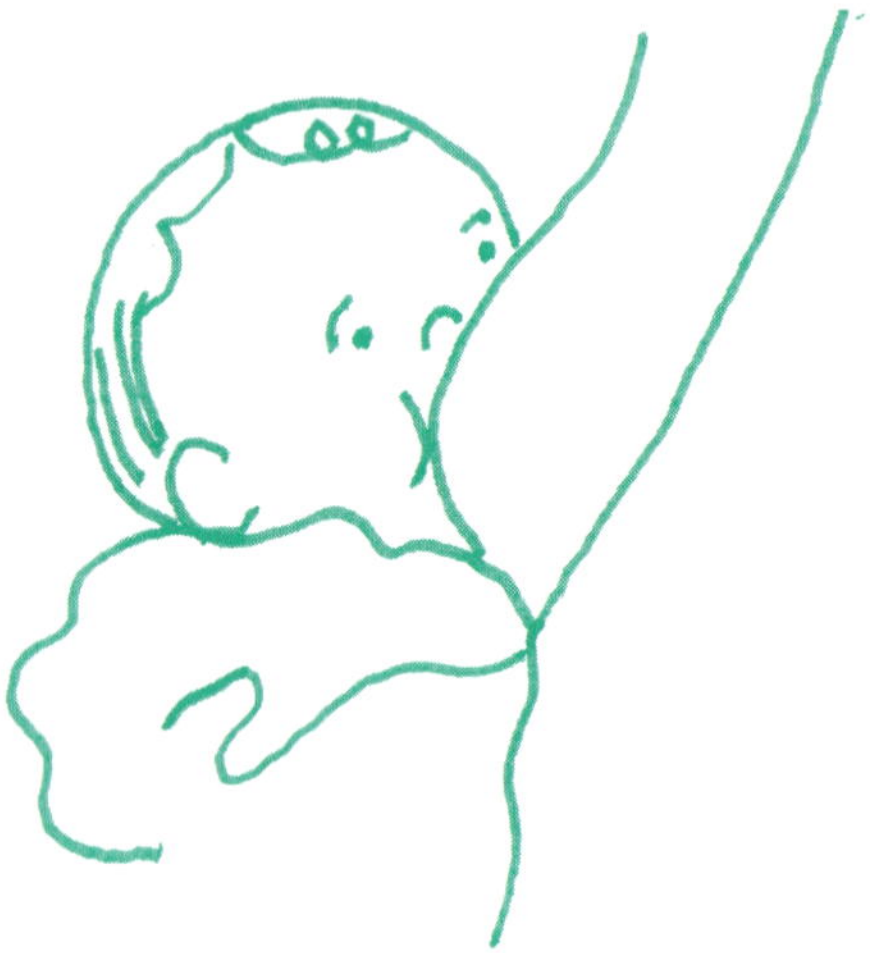

深飲みとは、おっぱいを深くくわえて、下あごと舌を十分動かして、
ゴクンゴクンと飲むこと

浅飲み防止策

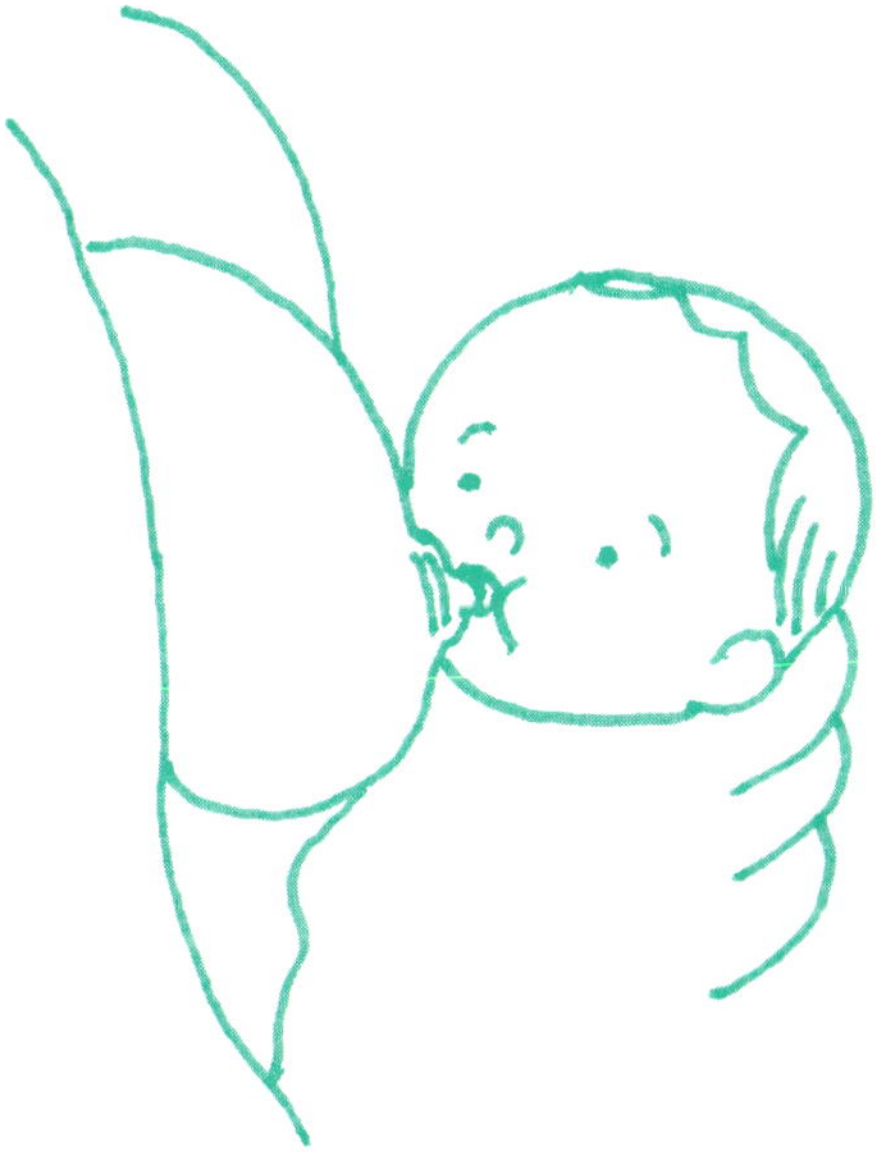

赤ちゃんをしっかり抱いて乳首を深くくわえさせること

浅飲みを防ぐには、赤ちゃんをしっかり抱いて乳首を深くくわえさせることです。母乳が出ないとき、事情によりミルクにする場合は、哺乳瓶の口の穴の大きさをできるだけ小さくしてください。

ＬサイズではなくＭやＳサイズにするほうがいいでしょう。

赤ちゃんにできるだけたくさんミルクを飲ませたいという親心で、大きな穴の哺乳瓶を選びがちですが、Ｌサイズの穴はほとんど吸引力を必要としません。

舌は力強い蠕動様運動をせず、ゆらゆら動いているだけなのです。

これでは口の機能をしっかりと発達させるには不十分です。

口の機能は学習、トレーニングで決まっていきます。

生まれておっぱいやミルクを飲むときから、将来の歯並びや顔つき、健康状態が決まってくるといってもいいすぎではありません。

ミルクにするときは

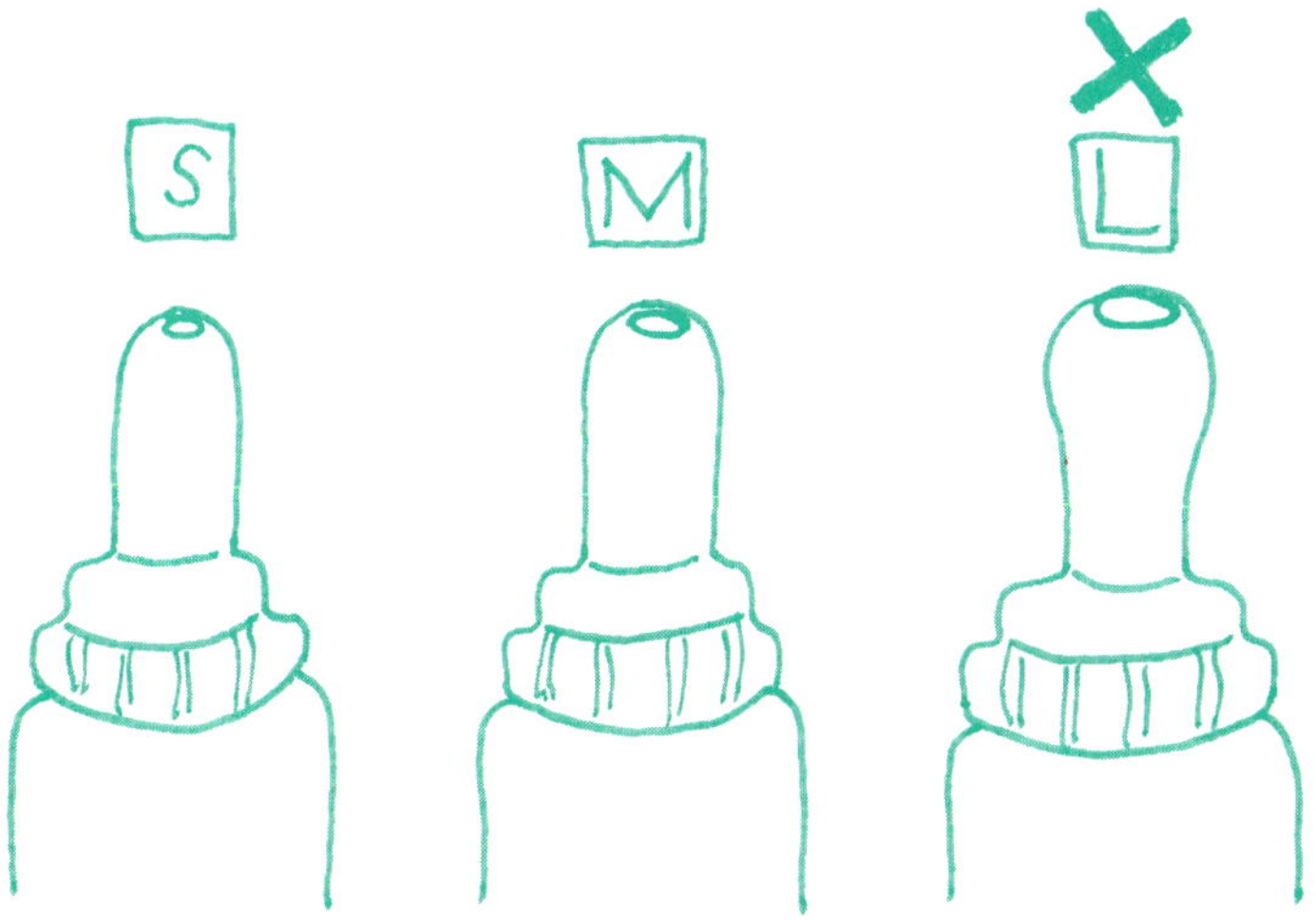

哺乳瓶の口の穴はできるだけ小さく。
Ｌサイズではなく、ＭやＳサイズ

離乳食の与え方

5、6カ月ごろから、離乳食が始まります。
前歯が生え始め、歯茎から顔を出します。

まだ噛むことはできませんが、口唇で食べものをとらえることが始まります。

果汁やスープなどから徐々にすりつぶしたもの、ドロドロしたものになり、口唇を鍛える時期といえます。

特に上口唇の使い方が大切です。

上口唇は脳と直結しています。

意識して鍛えることが脳の発達には大切なのです。

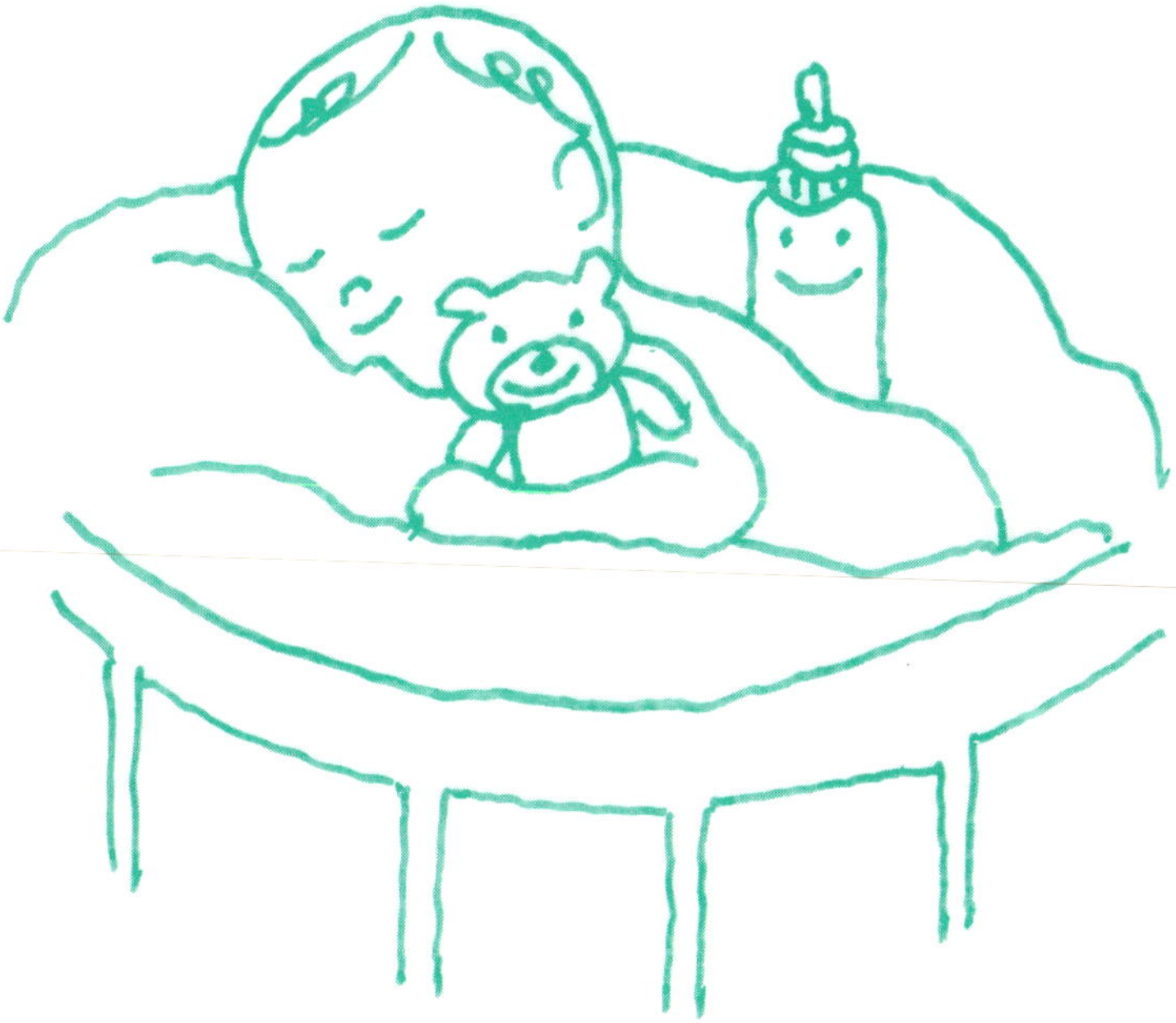

脳の発達には口唇を鍛えること

与え方のポイント

まずは、「上口唇で食べものをとらえる」という感覚を赤ちゃんにしっかりと覚えさせること。

離乳食のかたさや中身については育児書などでくわしく説明されていますが、離乳食の与え方についてはあまりくわしい解説がありません。

赤ちゃんの口に離乳食を入れるだけという人がほとんどだと思いますが、口の機能を発達させるためには、与え方がとても重要なのです。

離乳食を与えるときには、「赤ちゃんは唇から噛む、食べる」が始まるという意識を持ってください。

スプーンの使い方、気にしていますか?

まず、注意するのはスプーンの使い方です。

赤ちゃんが食べやすいからと、離乳食をのせたスプーンを口の奥まで入れていないでしょうか。

ところが、この使い方では、上口唇はあまり動かないのです。

動かすためには、まず、スプーンを口の下方から持っていき、下唇の上に置くことです。

それを赤ちゃんが上唇でとらえたら、スプーンをゆっくりと引き抜きます。

スプーンを口の奥に差し込んだり、上唇側から差し込んだりしないように注意しましょう。

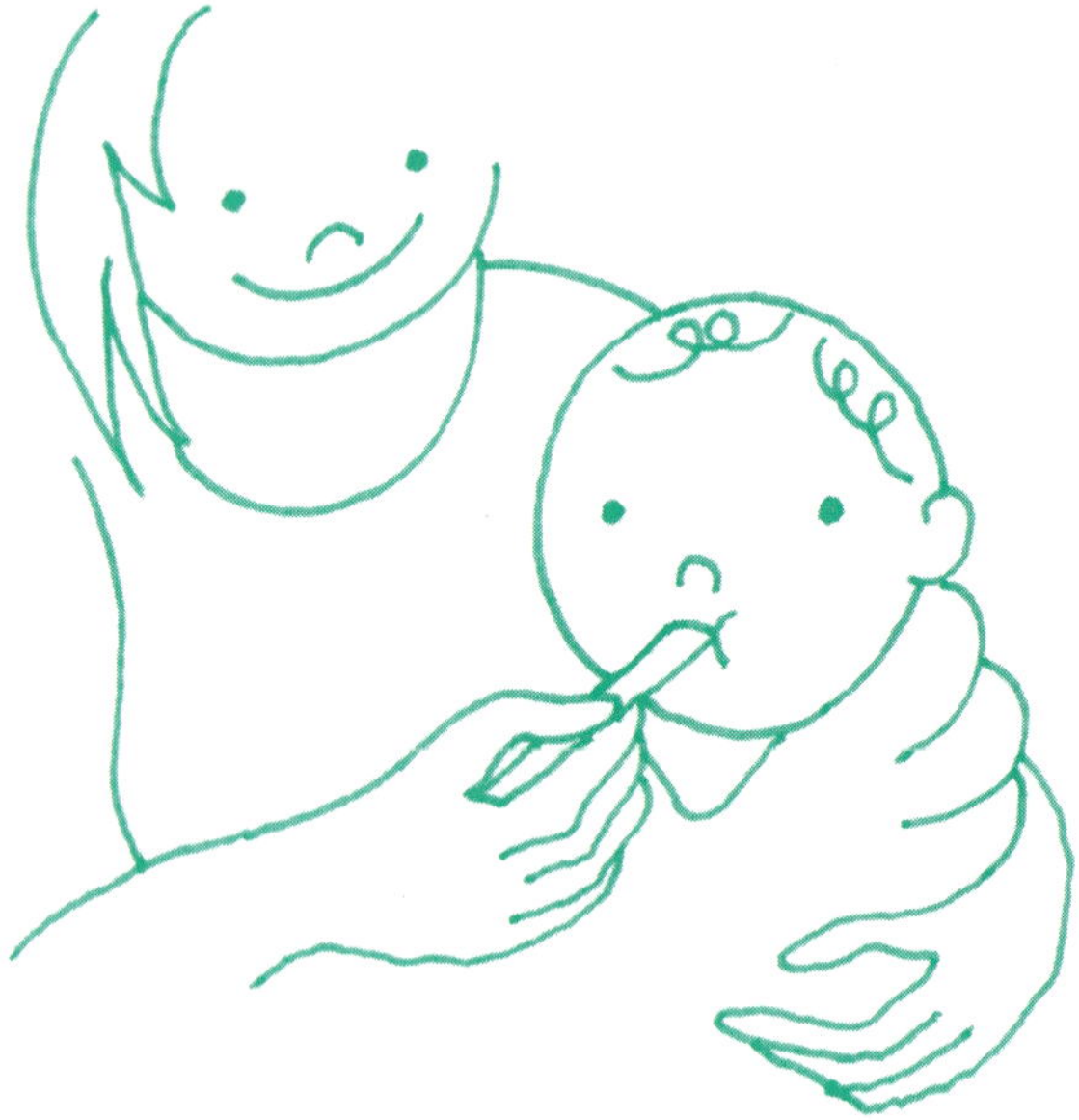

赤ちゃんは唇から噛む、食べる

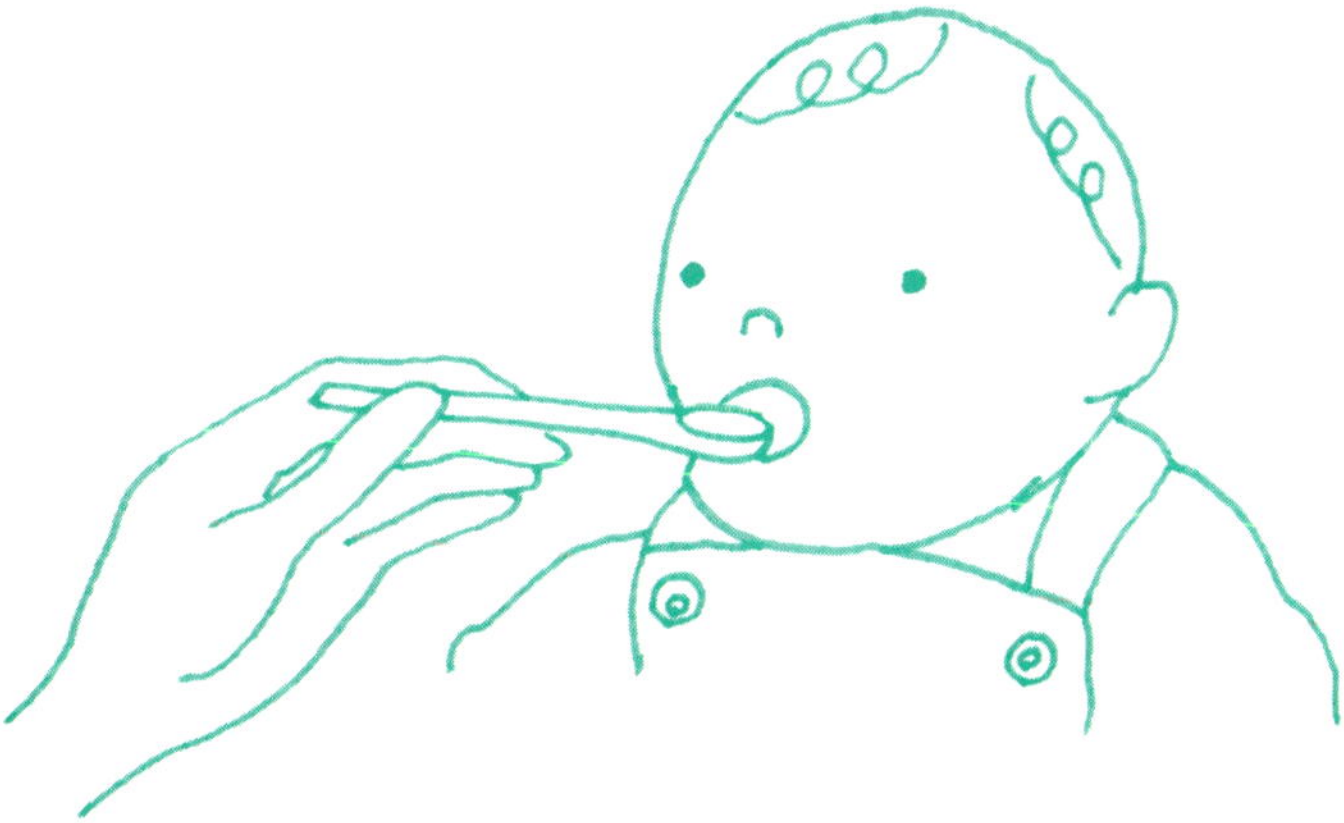

スプーンを口の下方から持っていき、下唇の上におくこと

赤ちゃんの上口唇力を鍛える方法

離乳食を食べる赤ちゃんを観察すると、上口唇で上手にとらえて食べる赤ちゃんと、それができない赤ちゃんにわかれます。

できない赤ちゃんは上口唇がうまく鍛えられていない可能性があります。唇の働きがうまくいかないと、口元のしまりがなくなる「お口ポカン」状態になりやすく、口呼吸につながりやすくなります。

また、唇を鍛えるためには、小さいころに、なめたりかじったりを十分にさせることが必要です。

赤ちゃんは興味津々でいろんなものを手でつかみ、口に持っていきます。ものの大きさかたさなどを唇、舌で確かめ、情報を脳に伝達し、脳が発達していきます。

この時期に覚えるハイハイは、食べるために必要な首と肩の筋肉を鍛えます。

乳幼児は口で噛んでしゃぶることで感覚を脳に伝え、学習しています。

なかでも手と唇の運動や感覚が、脳の運動、感覚をつかさどる部分（それぞれ運動野《や》、感覚野といいます）を刺激して発達させるといわれています。

この時期に舌と口唇をしっかり鍛えると、乳歯が生える次の段階にスムーズに移行できます。

上唇が動かない子どもはこのトレーニングがうまくいっていないのかもしれません。

ときどき、口唇マッサージをすると、口唇への刺激になります。

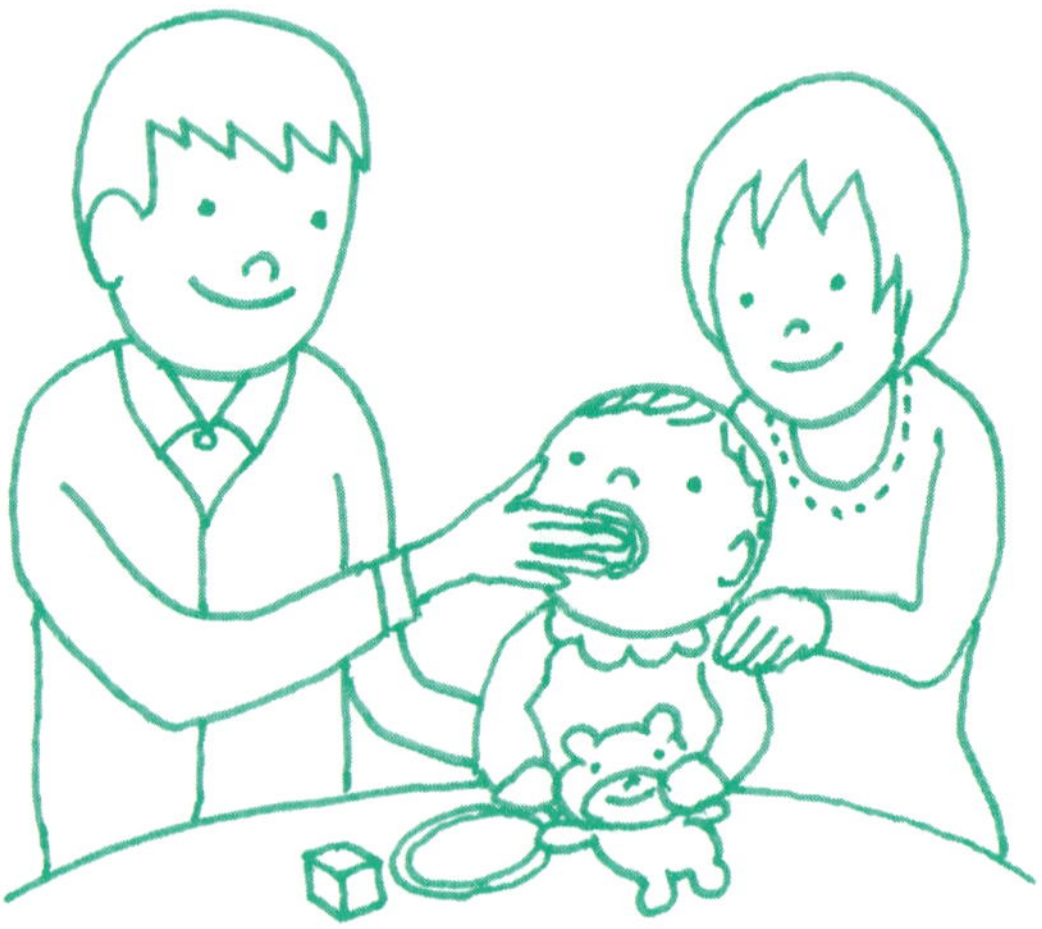

いつも口唇に注目を！

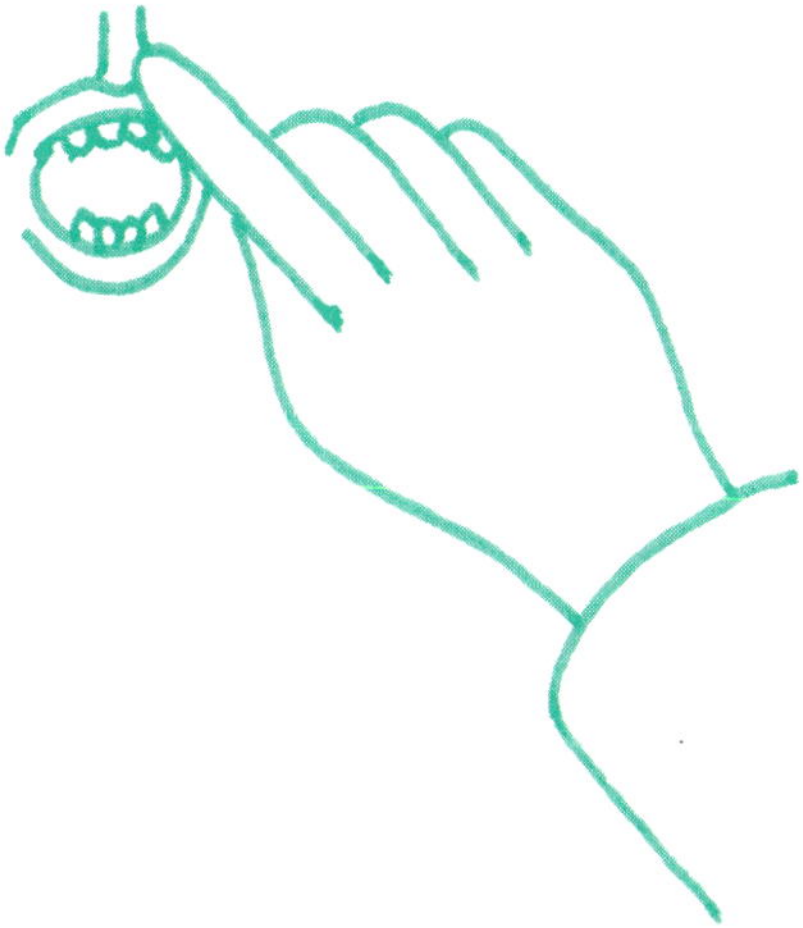

口唇のマッサージでトレーニング

乳歯できちんと噛んで脳を鍛える

前歯8本が生える1歳前後から、乳歯20本が生えそろう3歳前後は、食べ方を身につける大切な時期です。

生涯の食べ方を決めるといってもいいすぎではありません。

同時に、知能やコミュニケーション能力、意欲など、脳の高度な働きをつかさどる前頭前野《ぜんとうぜんや》が急速に発達する時期でもあります。

味覚も発達しますので、できるだけ薄味にして、繊細な味を覚えさせるといいでしょう。

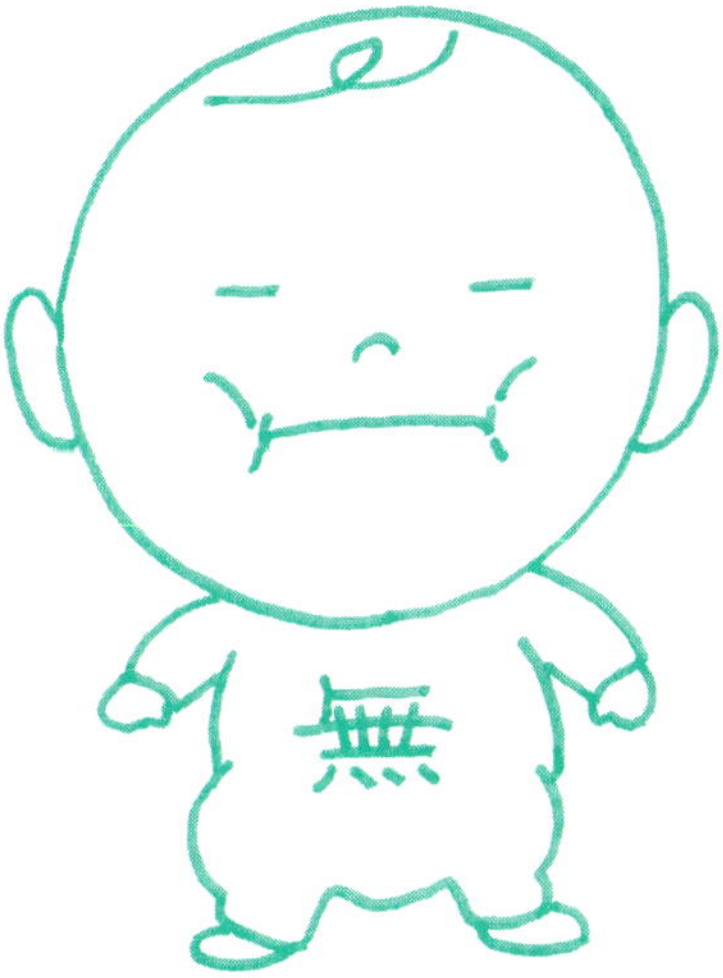

上口唇がうごかないときはマッサージを。

この時期に、正しい食べ方を身につけ、「咀嚼力」を鍛えることで、知能、心身が順調に成長していきます。

生きる基礎力を固めるには、この時期にしっかりと正しく噛むトレーニングをすることが重要です。

噛むことは脳を刺激しますが、これはいくつになっても同じです。

認知症と思われていた高齢者が、口で噛んで食べるようになり、言葉や記憶を取り戻していった例もよく見られ、噛むことは脳のカンフル剤ともいえるのです。

発達別トレーニング❶ 前歯期（1歳〜1歳半ごろ）

唇を鍛える離乳食が終わるのが1歳から1歳半です。
このころには、前歯が生え、前歯で噛めるようになってきます。
離乳食のかたさは舌で押しつぶすことができる程度がよいでしょう。
「歯茎食べ」ができるかたさです。
上と下に4本ずつ、8本の乳歯が生えます。
この時期に大切なのは、「手づかみ食べ」をさせることです。
手で食べることによって食べものの量や感覚をしっかり覚えていく時期です。
前歯で噛み切ることで、ひと口の量の感覚を覚えます。
この時期に覚えたひと口の量は、生涯忘れず身につくといわれています。
それだけ、口の機能と脳とは密接なのです。

手づかみ食べで食べものが散らかったり、汚れたりすることが多いとは思いますが、あまり神経質にならず、存分に手づかみ食べをさせてください。

手と口から十分な刺激を与えることが、脳の発達につながります。

さらに、手でつかんで食べるという行為は、口唇と舌の運動能力を高めます。

大人が自分の基準で、口元を汚さないようにお行儀よく食べさせるのは、咀嚼能力や脳の発達にはあまりよくありません。

食べものを小さくして、少しずつ口に入れて食べさせる大人もいますが、これでは噛む力が育たないばかりか、自分に合ったひと口の量を覚えにくくなり、手の運動能力も育たないのです。

離乳食のころの食べさせ方のポイント

❶手づかみ食べを存分にさせる。
❷口唇、前歯でひと口の量を噛み切ることを覚えさせる。
❸前歯で噛み切るとき、上口唇が動かず、口をあけたままで噛み切っている場合は、新鮮な野菜スティックなどを使い前歯でかじる練習をする。
❹スプーンなどで食べものを与えるとき、口の中まで押し込まずに、口唇でとらえさせる。
❺コップの使い方を覚えさせる。
❻むし歯になりやすくなるので、哺乳瓶でジュースなどを飲ませない。

発達別トレーニング❷ 奥歯期（1歳半〜2、3歳ごろ）

奥歯が生え、奥歯を使って噛めるようになる時期です。

この時期で大切なことは、噛んで食べる「咀嚼リズム」です。

左右でバランスよくリズミカルに噛めるようにしましょう。


奥歯の根っこの部分には歯根膜《しこんまく》という膜があります。

この膜は非常に敏感な感覚器で、噛んだときの刺激が脳にダイレクトに伝わります。

脳はこの刺激で噛むときの力の加減やあごの動かし方などを覚え、舌の動かし方を学習していきます。


食べるリズムを覚えると同時に、この時期は言葉が多くなり、自我が発達してきます。

食べることが脳にインプットされていきます。

食べものは歯で噛みつぶせるかたさにします。


よく噛むことで、食べものの味を覚え、味覚も発達し、食べられる食材も多種類となります。


味覚がつくられていく時期ですので、できるだけ薄味で素材の味を生かした食事を与えたいものです。

甘いお菓子や糖分がたくさん入ったジュース、イオン飲料、乳酸菌飲料は控えたほうがいいでしょう。

濃い味を先に覚えると、繊細な味はなかなか覚えられません。


この時期から注意したいのは、むし歯です。

むし歯が増え始めるからです。

甘いものは味覚が完成する3歳まではできるだけさけたほうがいいでしょう。
歯科の定期検診を受けることをおすすめします。

この時期は、口唇と前歯で食べものをとらえ、ひと口の量を奥歯に持っていくことを覚えます。

たとえば、イチゴやキウイなど噛み切りやすい果物から、少しずつかたいものに移行し、それを噛み切らせ、奥歯に持っていって噛むことを覚えさせます。

口の前方でしゃぶるような食べ方はさせないほうがいいでしょう。

食べ方のポイントは、口唇を閉じて噛むこと

口唇をあけて食べものが見えてしまう「パクパク食い」にならないよう注意しましょう。

上口唇の力が弱いと口をしっかり閉じられないため、どうしても口をあけた食べ方になってしまいます。

また、早食い、食べものを口の中にいっぱいほおばって食べる「ため食い」にも気をつけてください。

ため食いはひと口の量がわからずに、一度にたくさん入れてしまったり、飲みこみが下手な場合などに起きやすくなります。

ゆっくりでいいので、ひと口ずつきちんと噛んで食べさせましょう。

食べている途中で、ジュースやお茶などの水分で流し込む「流し食い」もよくありません。

流し込んでしまえば、しっかりと噛まなくなってしまい、咀嚼力が十分育たないからです。

この時期に咀嚼の学習がおろそかになると、食べものを口いっぱいに詰め込み、十分噛まずに飲みこんでしまう食べ方を脳が覚えてしまいます。

いったん身についた食べ方は、大人になってもなかなか変わりません。

なかには高齢になっても、幼児期からの食べ方を続けている人も見られます。

発達別トレーニング❸ 完成期（3歳ごろ〜）

最初の奥歯が出てから1〜2年かけてようやく奥歯が生えそろい、咀嚼の土台が完成する時期です。

乳歯は上下10本ずつ、合計20本。うち8本が前歯、犬歯が4本、奥歯が8本です。

この時期までにむし歯がなく、きちんと噛めていると、歯並びはきれいにそろい、口蓋は丸いO型のアーチとなります。

この時期に大切なのは正しい食べ方を身につけることです。

噛むことは、あご、顔の周辺の筋肉を発達させます。

特に、この時期は頭の横の筋肉（側頭筋《そくとう》）が発達します。

口のまわりの筋肉（口輪筋《こうりん》）、頬の筋肉（頬筋）、ゴクンと飲みこむときに使うのどの上部の筋肉（上咽頭収縮筋《じょういんとう》）も発達させます。

これらの筋肉はすべてつながっていて、噛むことはあごの形や大きさ、バランスにも影響します。

子どもはそれぞれ顔つきも骨格も違いますが、本来備わっている自然なバランスの口元は、自然な噛み方によってつくられます。

つまり、口元に緊張やゆがみがないという状態です。

ところが、この時期になると食べ方が不自然な子どもが目立ってきます。

口の中にものをためたままで、食べる時間が長く、口があまり動かない、特に上唇がまったく動かない、かたいものが噛めない。

さらに、丸飲みする、食べる時間が短い、パクパク食べる、口いっぱいほおばる子どもも見られます。

このような不自然な食べ方は奥歯期でも始まっていますが、より目立つようになります。

不自然な食べ方をするのは、口の機能にどこか不自然なところがあるからです。

完成期の乳歯

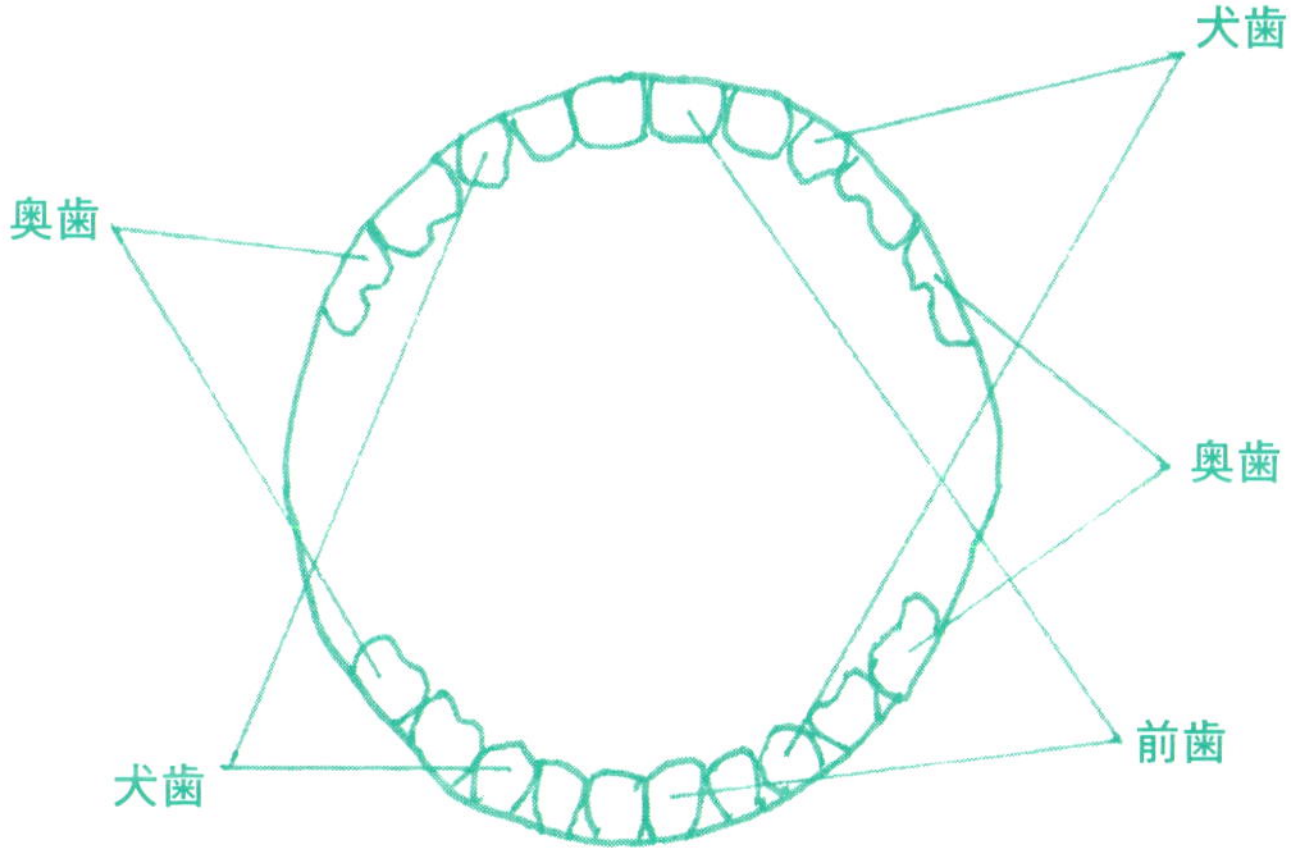

お母さんやお父さん、周囲の大人は、一度は、子どもの食べ方、唇の動き方を観察してください。

もし、不自然な食べ方をしているなら、必ず原因があるはずです。

たとえば、奥歯にむし歯で痛みがあると、その部分だけ噛まずに反対側の歯だけで噛むようになり、かたよった噛み方になります。

口唇が動いていないなら、上口唇の働きがうまくいっていない可能性があります。前にも述べましたが、口唇が鍛えられていないと、「お口ポカン」の大きな原因になります。

この時期になると、口唇の力が強くなり、口を閉じて行なう鼻呼吸ができるようになります。

口があいたままで呼吸しているのは、口唇がしっかり鍛えられていない可能性があります。

60ページの口唇を鍛えるトレーニングを始めましょう。

上唇のトレーニングを3歳までにしておくと、4～5歳になると口元がきゅーっとしまって本来の自然な口元がつくられていきます。

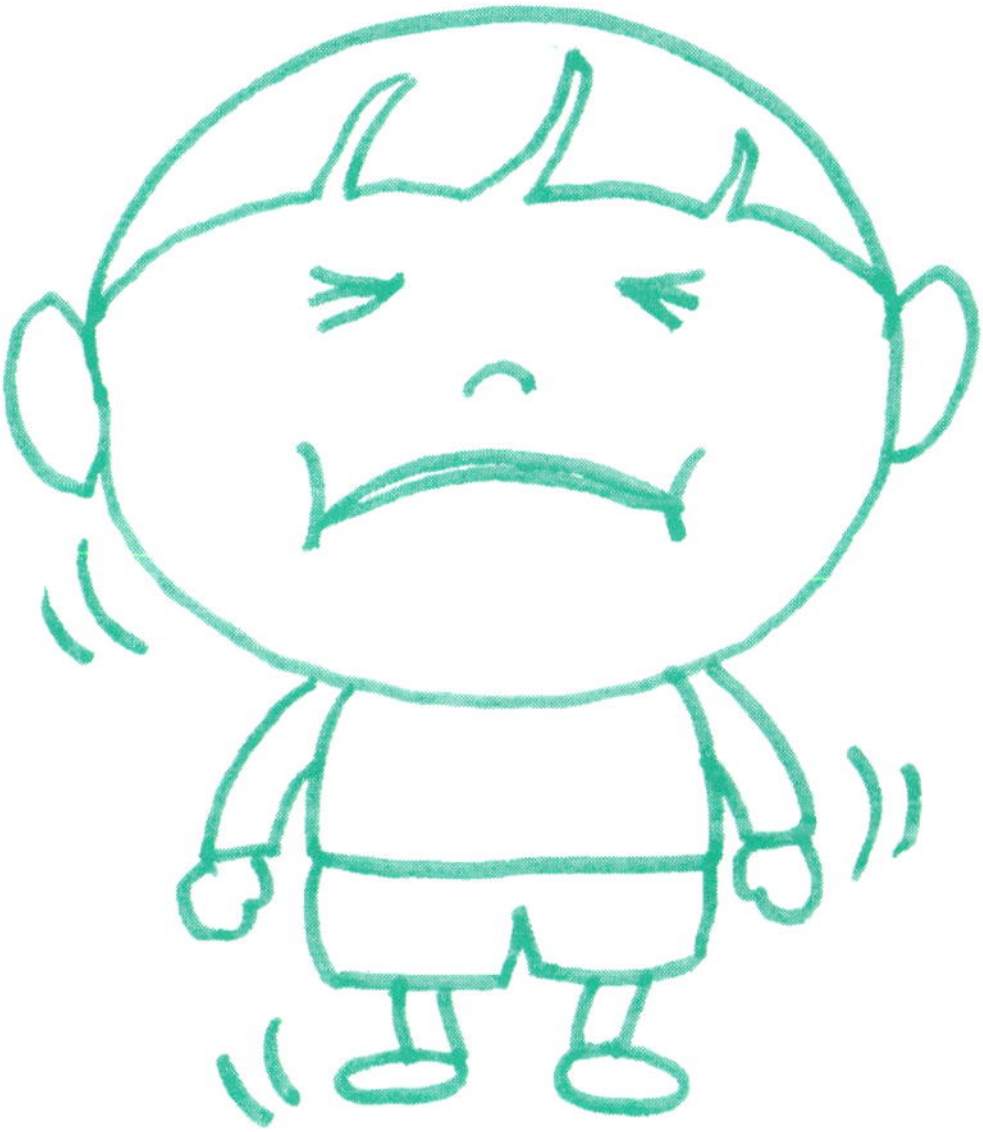

口唇がうごかない

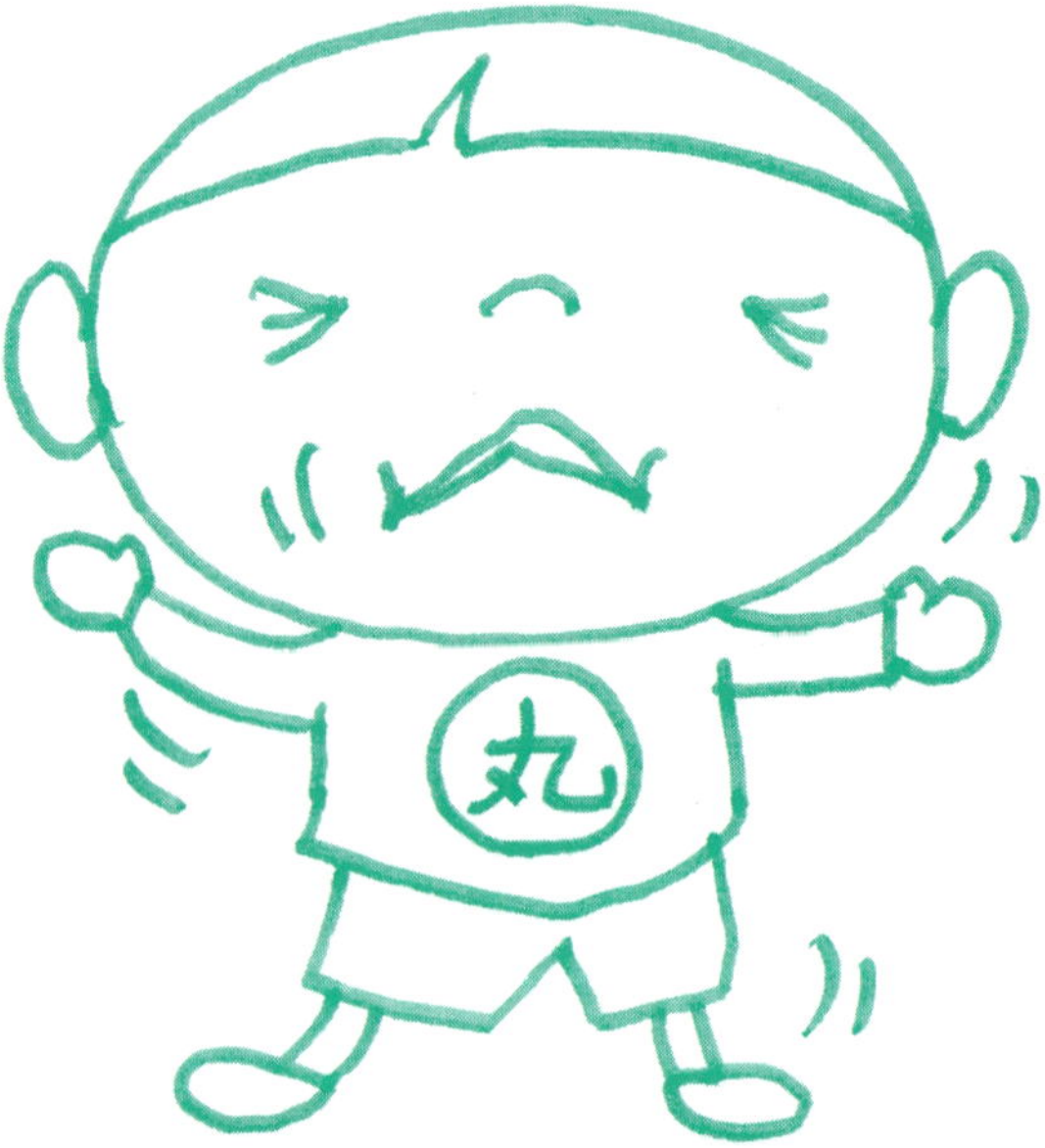

丸飲みする

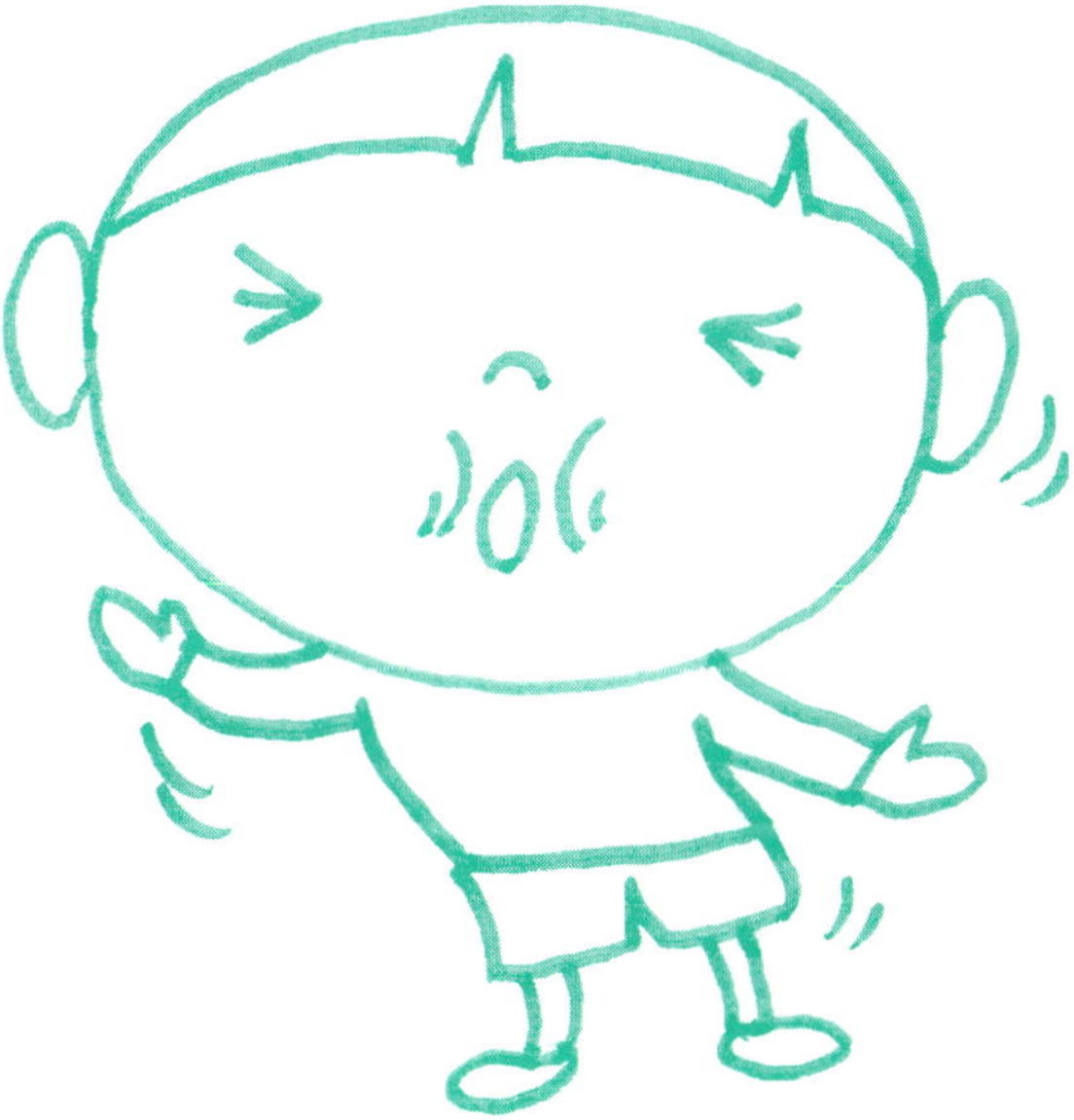

ほおばる

口唇のトレーニング 1

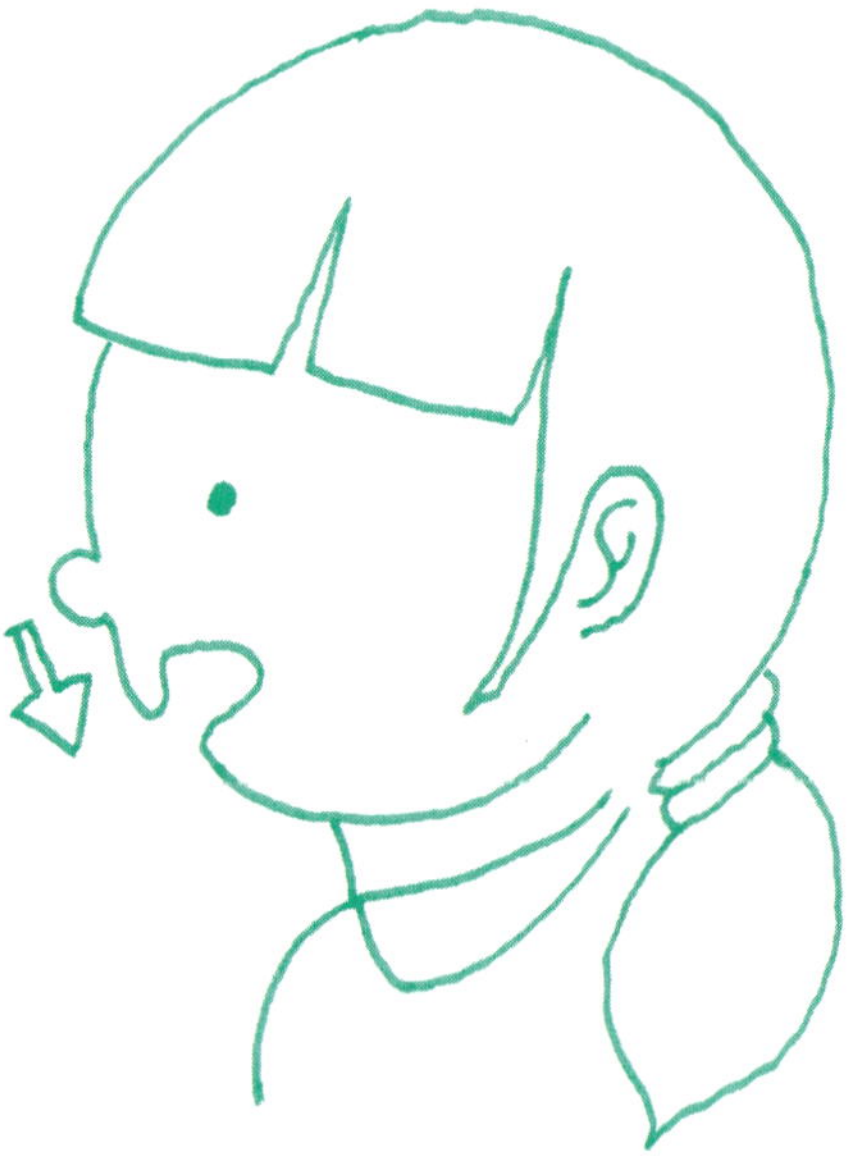

上口唇を自分で伸ばす

口唇のトレーニング 2

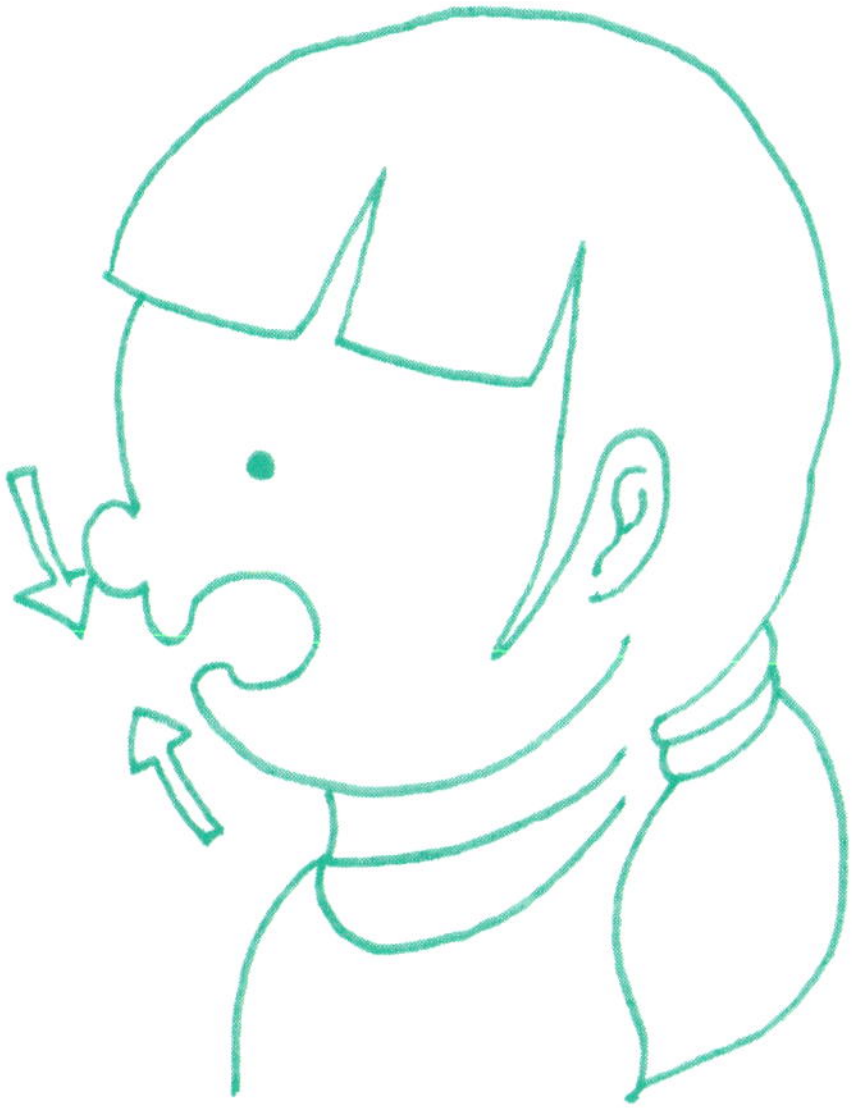

唇で歯を隠す

口唇のトレーニング 3

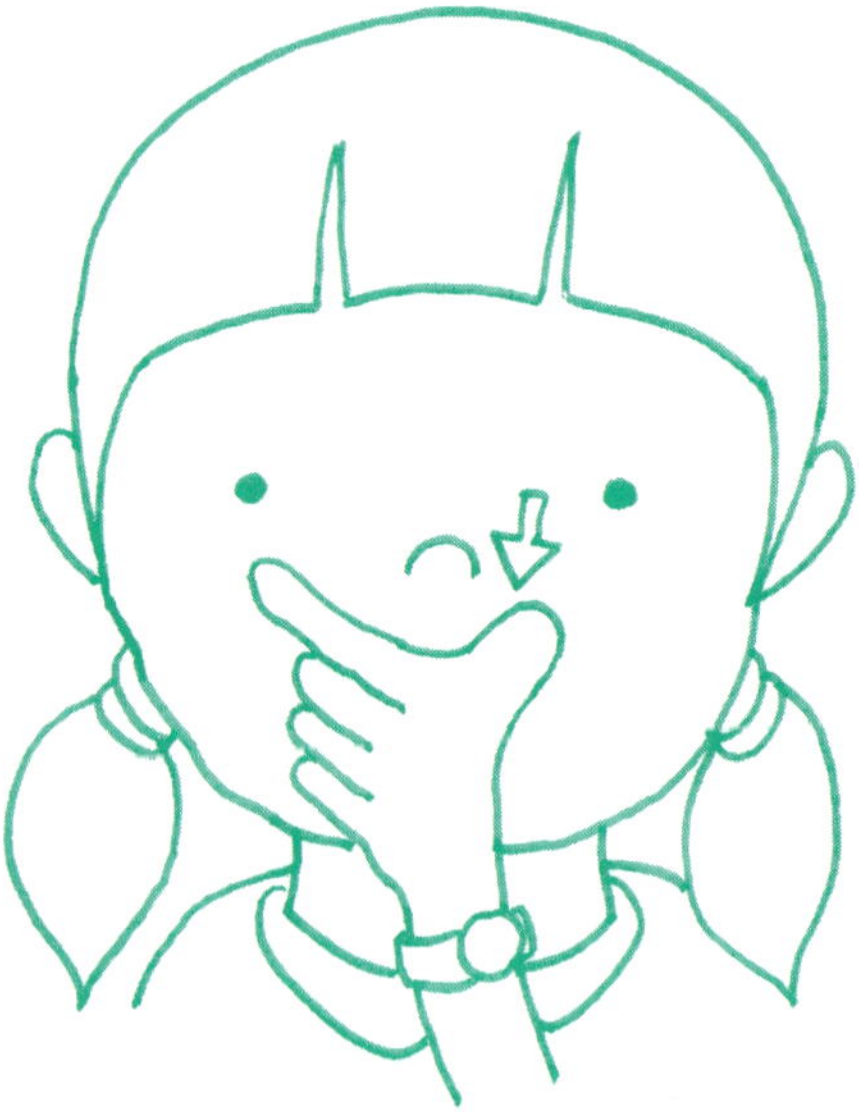

指で上唇をマッサージする

口唇のトレーニング 4

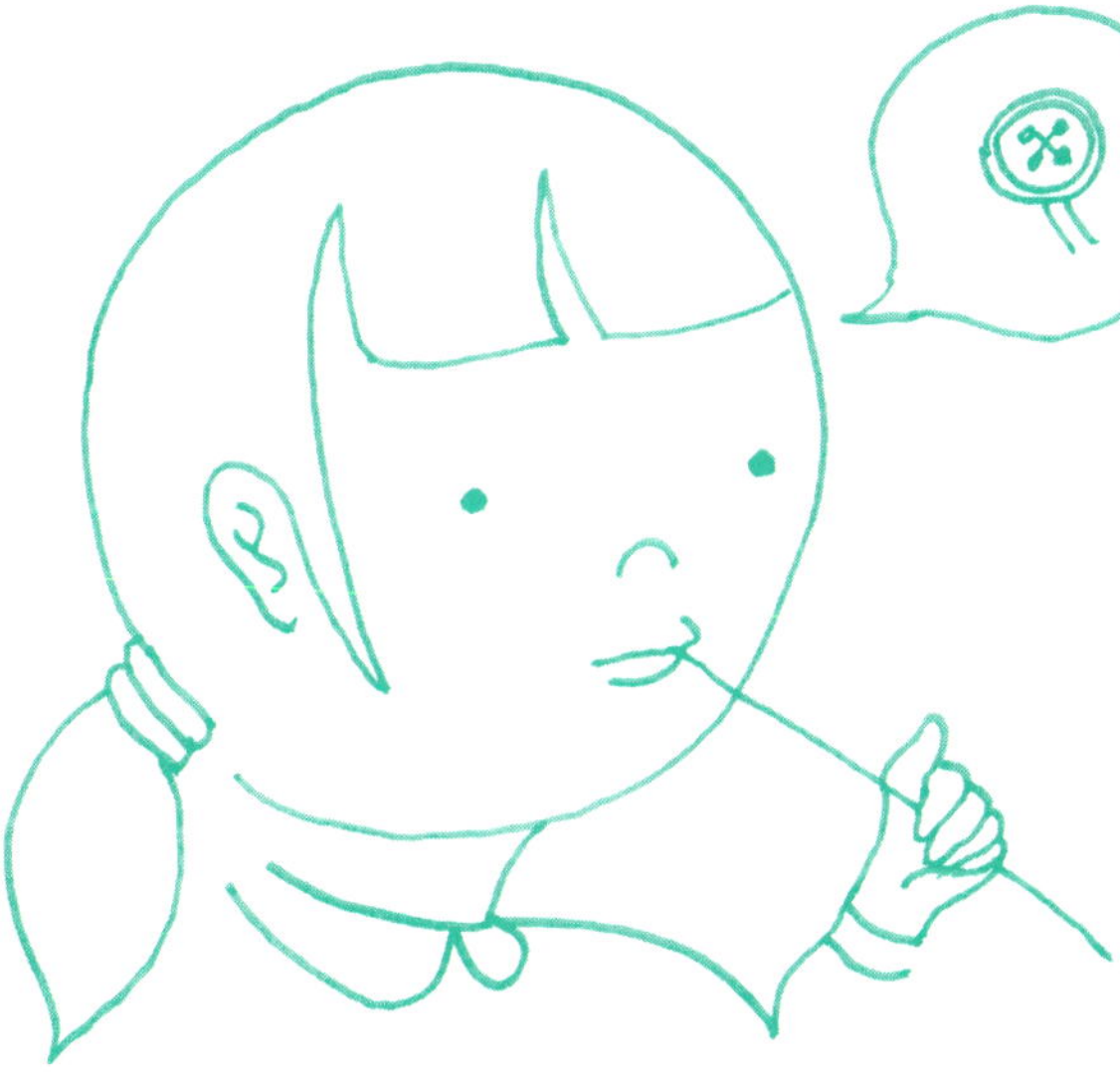

前歯と口唇の間にボタンをはさみ、ゆっくりと引っ張る

口唇のトレーニング 5

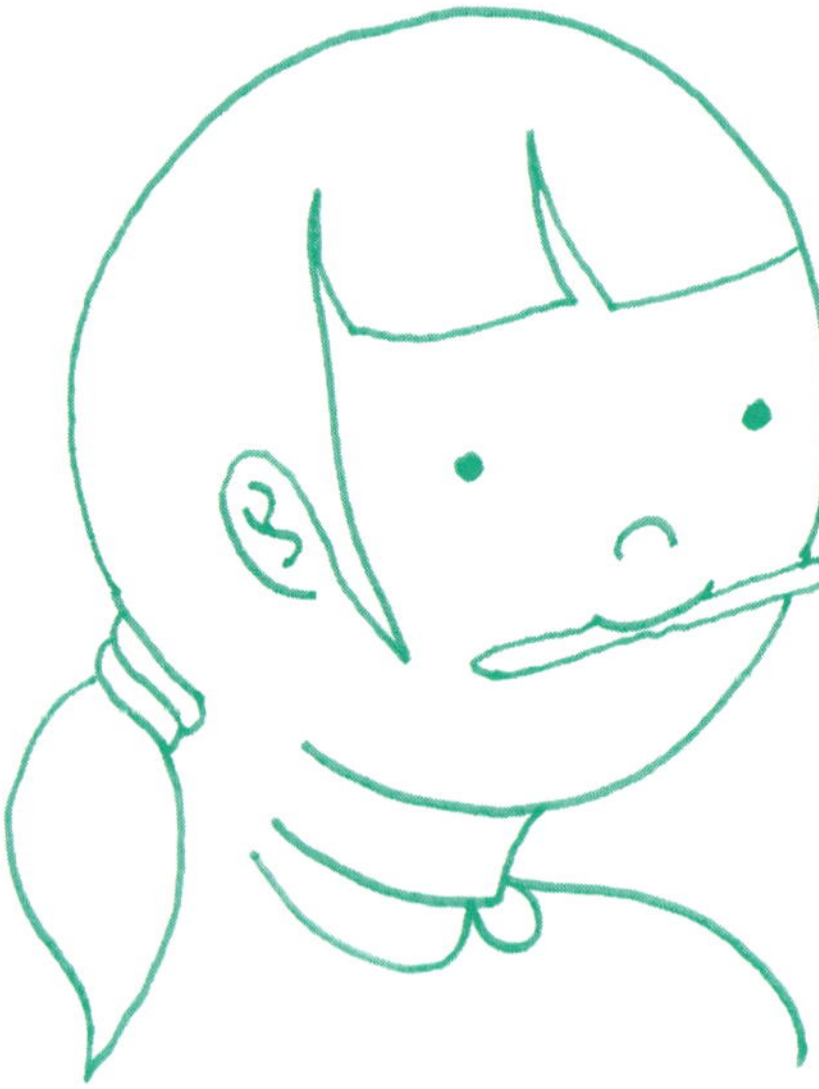

お口をとじる練習
ステックやうすいものを上下の口唇の間にはさむ

口唇のトレーニング 6

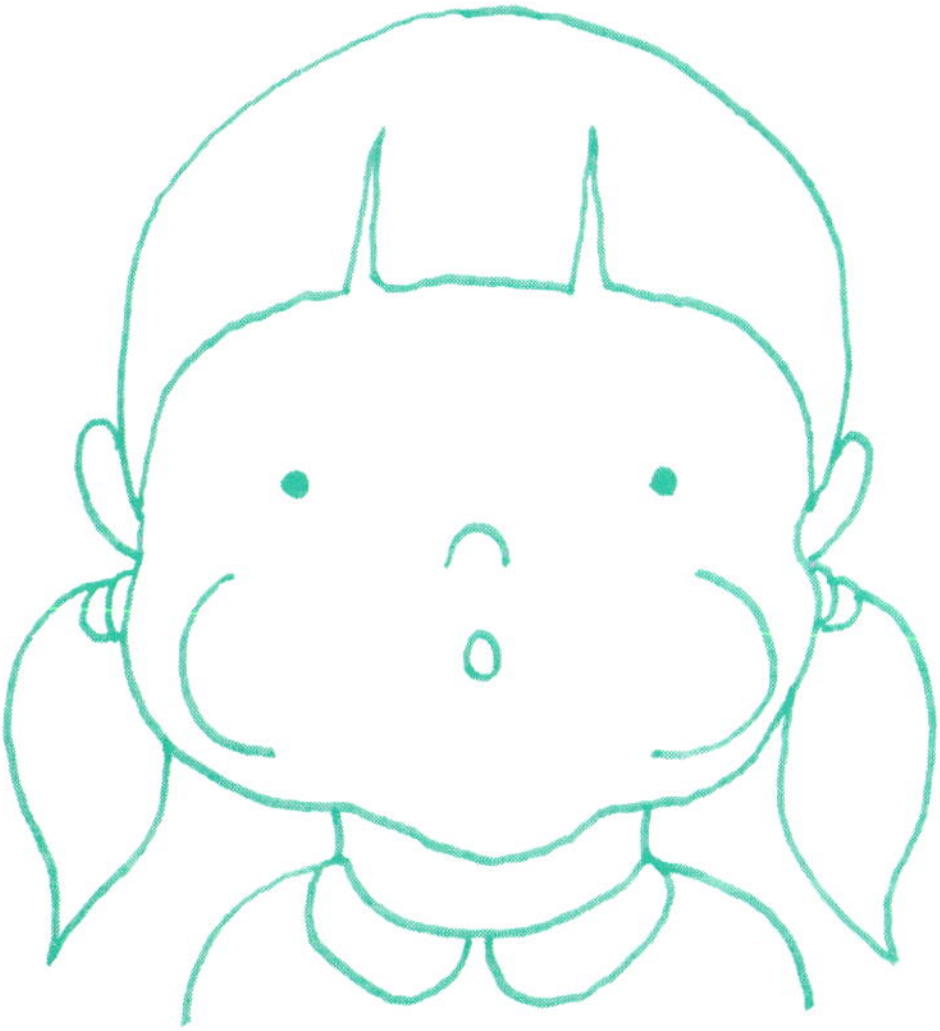

頬を鍛える
水や空気を頬にふくませる

発達別トレーニング❹ 学童期（乳歯から永久歯への移行期）

初めての永久歯が生える6歳ごろから、永久歯が生えそろう12歳ごろは、将来の歯並びと顔つきが決まる時期です。

この時期はほぼ学童期（小学生）に重なります。

この時期の口の状態と噛む力は、子どもの将来に大きく影響します。

❶むし歯がない
❷歯並びがよい
❸口元がしまっている
❹鼻呼吸
❺いい姿勢

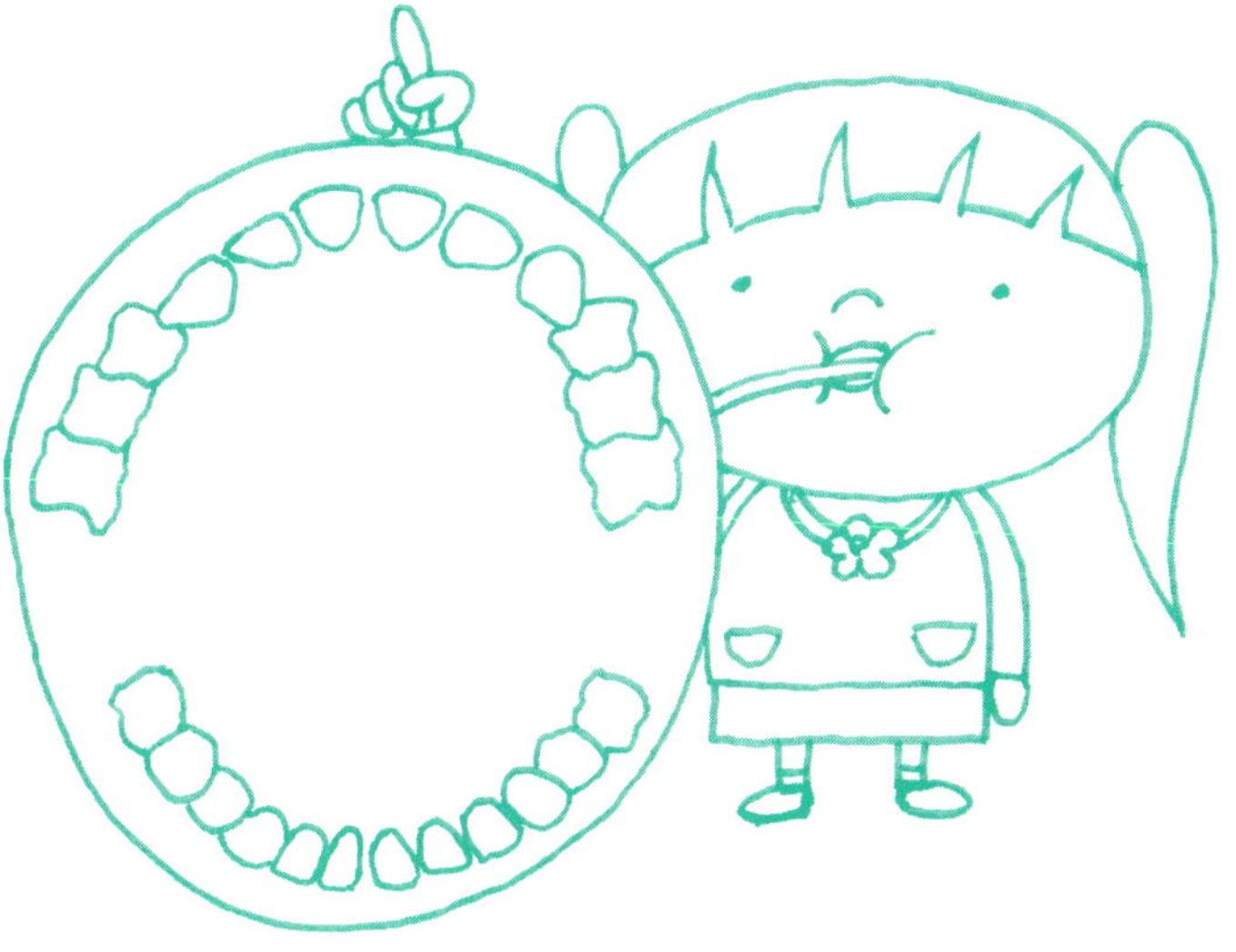

永久歯が生えた小学生

これらがそろっていると、噛む力、咀嚼力もきちんとついているはずです。

特に成長期の子どもは永久歯が出てくると咀嚼筋が膨らみ、それを鍛えることで頭蓋の成長にもつながっているのです。

口の状態は、人格形成や知能・運動能力とも密接に関係しているという調査や研究が多く出されています。

40年近く子どもの歯を専門に診てきた私の経験からも、同様のことがいえます。

子どものころの咀嚼能力と学習能力の関係を調べた研究や実験の中には、きちんと噛んで食事をとっている子どもは、身体能力や学力などが高くなり、将来の職業にもよい影響を与えるという報告もあるくらいです。

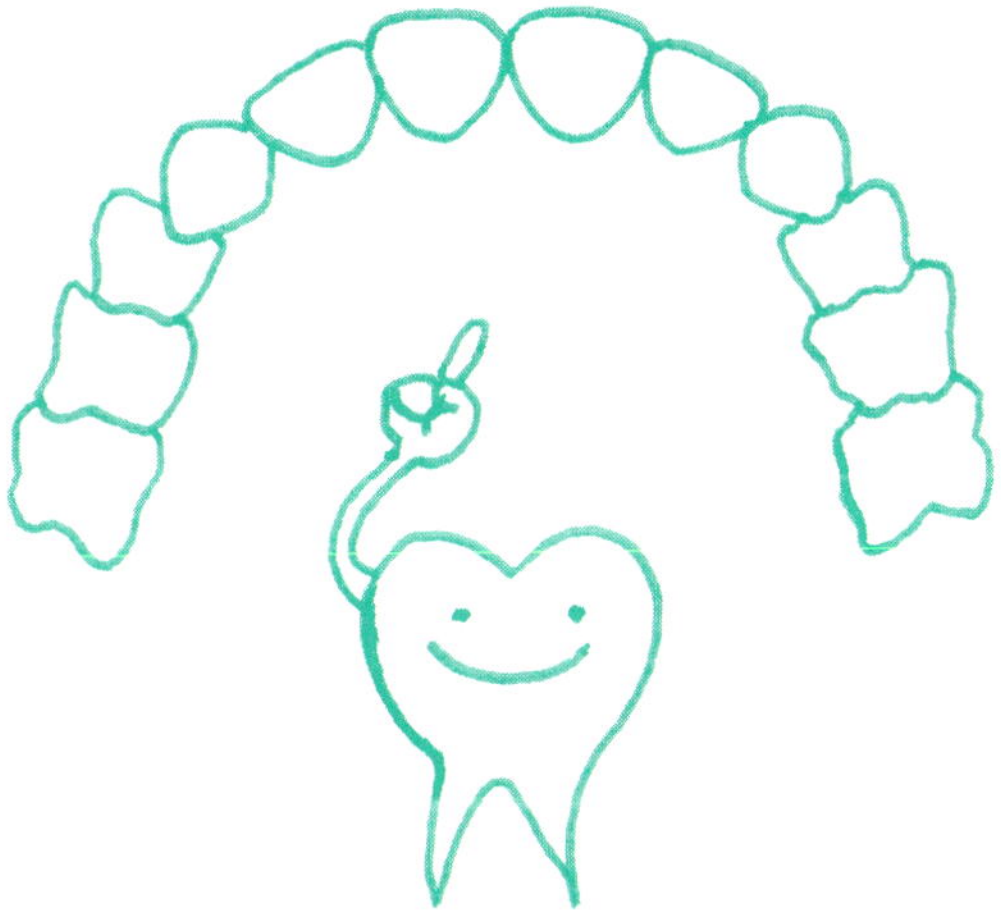

きれいな歯ならびになりました

6歳ごろに生える6歳臼歯が将来の噛みあわせを決める

大人の歯、永久歯が生え始めるのが6歳前後です。

普通、最初に生えるのはいちばん奥の歯で、これを「6歳臼歯《きゅうし》」（第1大臼歯）と呼んでいます。

6歳臼歯はむし歯になりやすいので、特に注意が必要です。「6歳臼歯をむし歯にしない」ことは、その後の口の健康にとって、とても大切なことなのです。

6歳臼歯は噛みあわせを決める歯です。むし歯になったり、正しい位置に生えてこなかったりすると、将来の永久歯の歯並びが悪くなり、正しい噛み方ができず、咀嚼力も低下します。むし歯のない歯で、しっかり噛むことを目指しましょう。

永久歯が生えそろう完成期

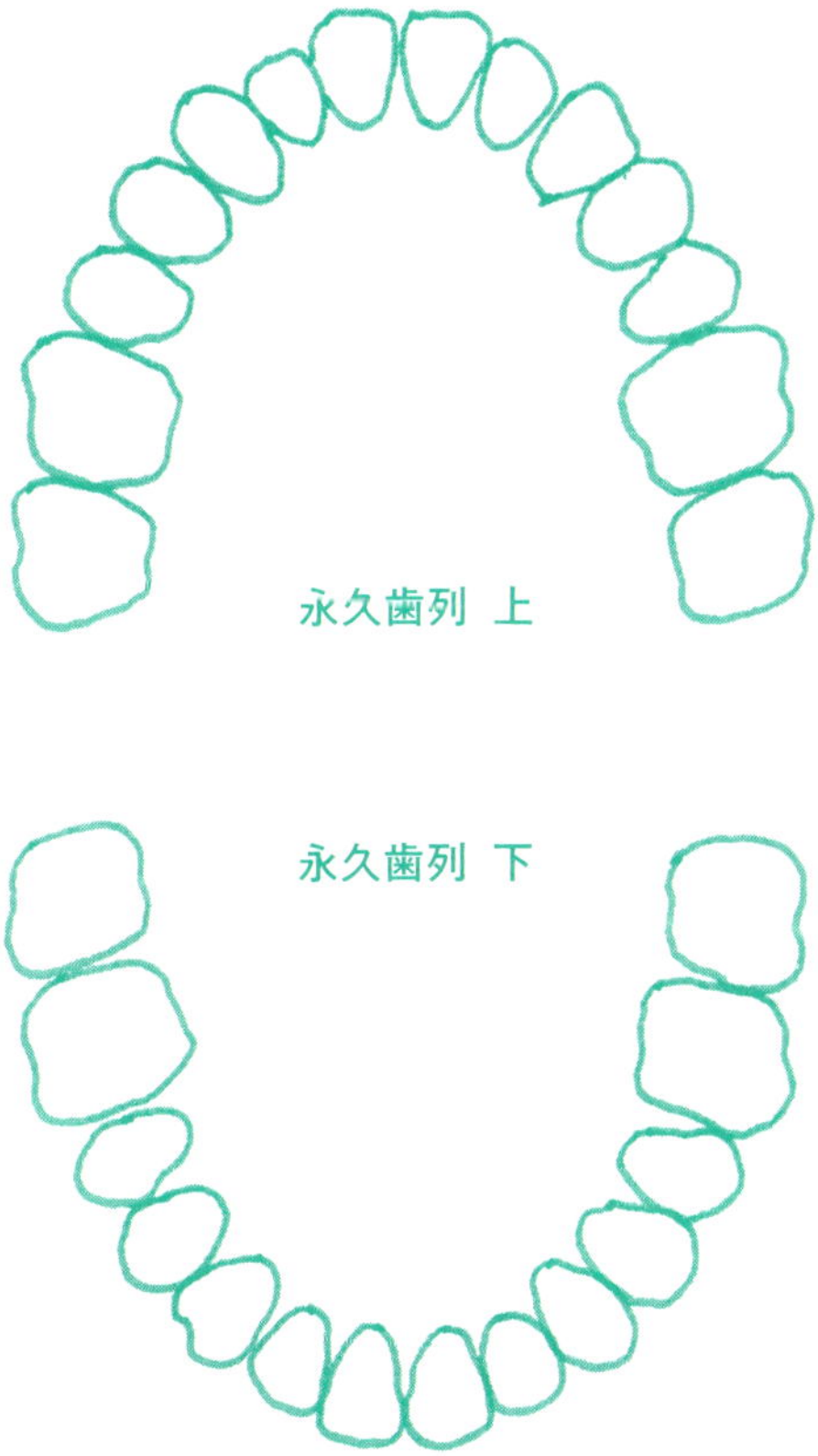

学童期にしっかり噛むことは、あごの成長に不可欠です。

やわらかいものや液体ばかりとって、あまり噛まない生活をしていると、あごが十分成長せず、永久歯が生えてくるスペースをつくることができません。

そのため、歯が前後に重なって生える非常に不ぞろいな乱ぐい歯になり、噛みあわせも悪くなるため、ますますきちんと噛めなくなります。

食べかすがたまりやすく、みがき残しも多くなるため、むし歯や歯周病の原因にもなります。

さらに、しっかり噛むことの重要性は、脳科学の面からも指摘されています。

脳の血流を調べる専門的な検査機器を使った研究などで、咀嚼をすると脳血流量が大きく増加することが確認されているのです。

脳血流の増加は脳が活性化されていることを意味します。

脳の活性化は学習効果を上げることにもつながり、実際に幼稚園児を対象とした比較研究では、よく噛む食事をしている子どもは、そうでない子よりも計算能力が高いという結果が出ています。

ところが、むし歯などで正しい噛みあわせができないと、咀嚼能力も低下してしまい、脳への刺激も少なくなります。

むし歯になり、神経が破壊されると、脳につながる神経がある歯根膜もボロボロになって感覚が鈍ってしまいます。

そうなると三叉《さんさ》神経に十分な情報が届かず、脳が活性化しなくなるといわれているのです。

つまり、脳に行く神経が1本切れた状態になってしまい、それが子どもの運動や感覚にも影響し、意欲低下にもつながると考えられているのです。

しっかり噛むためには、むし歯をつくらないことが、もっとも大切なのです。

発達期にむし歯をつくることは、脳の成長にも悪影響を与える可能性があるのです。

永久歯になる12歳ごろの歯並びが顔つきを決める！

12歳前後になると、すべての歯が永久歯になります。

中学生になるころには、上下14本ずつ、合計28本の歯がそろいます。

大人の歯が完成するこの時期の口の状態と人格形成や知能・運動能力とは密接に関係していると考えられています。

小学校6年生のころまでむし歯がゼロの子どもは、その後も歯の健康を維持できるという報告もあります。

子どもの咀嚼能力と学習能力の関係を調べた研究や実験によると、この時期に歯が健康な子どもは、成人になって生活習慣病になる確率も低下しますし、80歳になっても歯が20本残っている「８０２０」の可能性も高くなるということです。

噛むことで脳が活性化されるのは高齢になっても同じです。

私たち歯科医の間ではよく知られていることですが、認知症と思われていた高齢者が、口で噛んで食べるようになり、言葉や記憶を取り戻していった例はよく見られます。

噛むことはもっとも手軽にできる脳の活性化法なのです。

学力や知能への影響だけではなく、噛みあわせはその人の口元をつくり、顔をつくっていきます。

咬合《こうごう》が正しいと顔も左右対称になりますが、咬合がアンバランスだと身体《からだ》にもゆがみが出てしまいます。

正しくきちんと噛むことは健康に直結していますし、口元・顔を美しくします。

そして、食べものをおいしく食べることができます。

子どものときから噛むことをはぐくむことが、将来の健康長寿につながることはいうまでもありません。

「3《サン》0《ゼロ》・6《ロク》0《ゼロ》・1《イチ》2《ニイ》0《ゼロ》0《ゼロ》」を目指す子育て

「3歳までむし歯ゼロ、6歳臼歯をむし歯にしない、12歳でむし歯ゼロ」

私が提唱する小児期の口の健康をつくるための指標です。

小児期の歯の健康は、生涯の歯の健康をつくる土台であり、高齢になってからの「8020」を達成するための基礎となります。

そのために、3歳までむし歯ゼロ、6歳臼歯をむし歯にしない、12歳の永久歯をむし歯にしないを目指してください。

これは「8020」への三段跳びともいえます。

30はホップ、60はステップ、1200はジャンプです。

まずは、3歳ごろまでに生えそろう乳歯20本にむし歯をつくらないようにする。

次に、6歳臼歯をむし歯にしない。

少なくとも6歳臼歯を3年間はむし歯のない状態に保つ。

そして、ジャンプ、12歳で生えそろった永久歯をむし歯ゼロにすること。

子育ては大変で、やることはたくさんありますが、健康できちんと噛んで食べる口を育てれば、心身ともに健やかな子どもに育っていくはずです。

この「30・60・1200」が達成できれば、将来、「8020」も大丈夫です。

その人の口の状態は0歳からの積み重ねなのです。

第2章

噛む機能が低下した子どもたち

本章では、噛む力、咀嚼力が低下すると、どんな問題が起きてくるかを、私が臨床で経験した症例などにも触れながら紹介します。

40年間、小児専門の歯科医として子どもたちを診てきて実感するのは、40年前に比べ、子どもたちの咀嚼能力がかなり低下しているということです。

咀嚼能力の低下が人間の身体にさまざまな不調をもたらすことは、歯科業界では広く知られています。

噛む力が低下した人ほど、寿命が短く、認知症になりやすいという統計もあり、噛まないことの弊害が世の中に広く知られるようになってきました。

特に、成長期の子どもには、心身の発達にマイナスの影響を与えることが指摘されるようになりました。

噛まない、噛めないことは、子どもから高齢者まで生涯の健康に悪影響を与えるといっても過言ではありません。

子どものうちから、しっかり噛める力を養うためにも、まず、ご自分の子どもの「健口」状態をチェックしてみましょう。

子どもの健康をむしばむ「お口ポカン」現象

噛むための口周囲の筋肉やあごなどが弱い子どもの口元には、共通の特徴があります。

それは、上口唇が富士山型で、口がポカンとあいて、しまりがない口元です。

この状態を私は「お口ポカン」と呼んでいます。

近年、この「お口ポカン」状態の子どもが増加していることが指摘されており、私の臨床経験でも、半数近くがこの状態です。

本来、3～4歳になれば、口唇の力も強くなり、いつも口を閉じて鼻呼吸ができるようになります。

ところが、口唇や舌の働きが悪く、噛みあわせが自然でないと、「お口ポカン」になり、口を開いて食べるようになってしまいます。

食べるときに、ぺちゃぺちゃ音を立てる食べ方をしている場合には、この状態であることが多いのです。

子どものときに不自然な食べ方を覚えてしまうと、大人になってからも、なかなか治すことはできません。

周囲の大人ができるだけ早く不自然な食べ方に気づき、子どものうちに治すことが大切です。

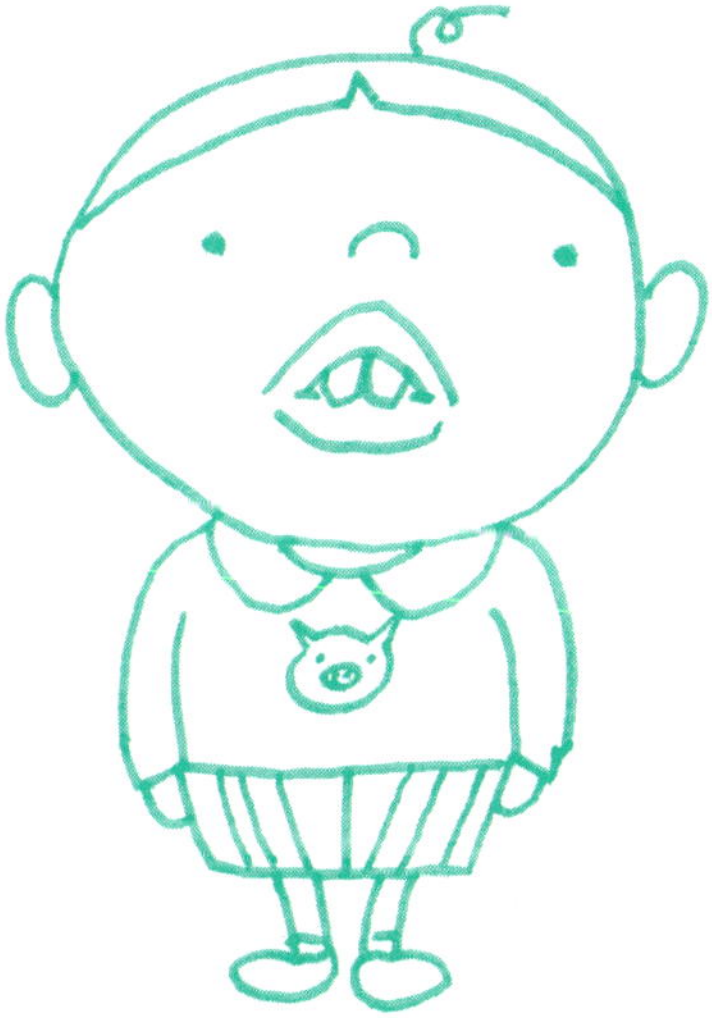

お口ぽかんは富士山型

「お口ポカン」が原因の身体への悪影響

1 口呼吸になる

悪いかみ合わせが引き起こす健康への悪影響として、最初にあげておかなければいけないのが、「口呼吸」です。

口唇がしっかりしまらず、いつも口をあけていると、口呼吸になりやすいのです。

最近、口呼吸の子どもが増加しているといわれていますが、その現象のひとつに、この「お口ポカン」があるのです。

噛む、飲みこむことと、呼吸することは、お互いが連携して機能しています。これらの動きをつかさどる脳の領域は、隣り合っていて、噛む、飲みこむといった働きがきちんと行なわれていないと、呼吸にも影響が出てくるのです。

人間の正常な呼吸は鼻で呼吸をする「鼻呼吸」です。

空気が鼻を通ることで鼻毛によって入ってくる細菌や異物を減少させることができますし、冷たく乾燥した空気は湿り気のある鼻の中で温められ、直接のどを刺激しないようになっています。

しかし、口呼吸は、常に口をあけているため、冷たい空気や乾燥した空気が直接のどに入ってきますし、口唇やのどが乾燥します。

口唇が乾燥すると、唇にひび割れや出血が起きやすくなりますし、歯肉にも炎症が起きやすくなり、口臭や歯周病になりやすいのです。

さらに、口やのどが乾燥すると細菌やウイルスに感染しやすくなります。

そのため、インフルエンザや風邪をひきやすく、扁桃腺肥大が起こりやすくなります。

扁桃はリンパ球がたくさん集まっている組織で、細菌やウイルス感染によって炎症や腫れが起こります。

扁桃が常に腫れている扁桃腺肥大の状態は、免疫力の低下や異常を招くといわれています。

扁桃腺肥大の子どもは発熱しやすく、いびきや鼻づまり、中耳炎を起こしやすい傾向にあり、花粉症、アトピー性皮膚炎、ぜんそく、なかには睡眠時無呼吸症候群につながる場合もあります。

最近の子どもの2パーセントは睡眠時無呼吸症候群といわれており、十分な睡眠がとれないため、昼間は眠気で授業に集中できず、学習成績が低下する傾向があるようです。

小学生の60パーセント、中学生の70パーセントが、朝起きることができない、眠れない、疲れるという何らかの睡眠異常があるという調査もあり、今の子どもたちは質のよい睡眠がとれていないのです。

睡眠時間は足りているはずなのに、眠気がとれないという場合、その一因に口呼吸があると考えてもいいでしょう。

このように、口呼吸は子どもの健康だけでなく、生活や学習にも影響を与えることになります。

口呼吸から鼻呼吸にしただけで、風邪をひきにくくなり、鼻づまりがなくなる人も多いのです。

口呼吸を治すためには、口の周囲の筋肉を鍛えて噛む力を高め、「お口ポカン」を治すことが重要です。

実際に、口呼吸を治し、鼻呼吸にし、病気を治療している医師も少なくありません。そのうちのひとりが「あいうべ体操」を考案した今井一彰・みらいクリニック院長です。

以前から交流があり、子どもたちの健康について話す機会が多く、実際の改善例をうかがっています。

今井院長が「あいうべ体操」を治療に取り入れた結果、アトピー性皮膚炎、うつ病、潰瘍《かいよう》性大腸炎、気管支ぜんそく、花粉症、関節リウマチなどが改善したといいます（『自律神経を整えて病気を治す口の体操「あいうべ」』マキノ出版刊）。

口を健康にして、噛む力を高めることが、身体全体の健康につながると、先生は強調しています。

あ・い・う・べ体操

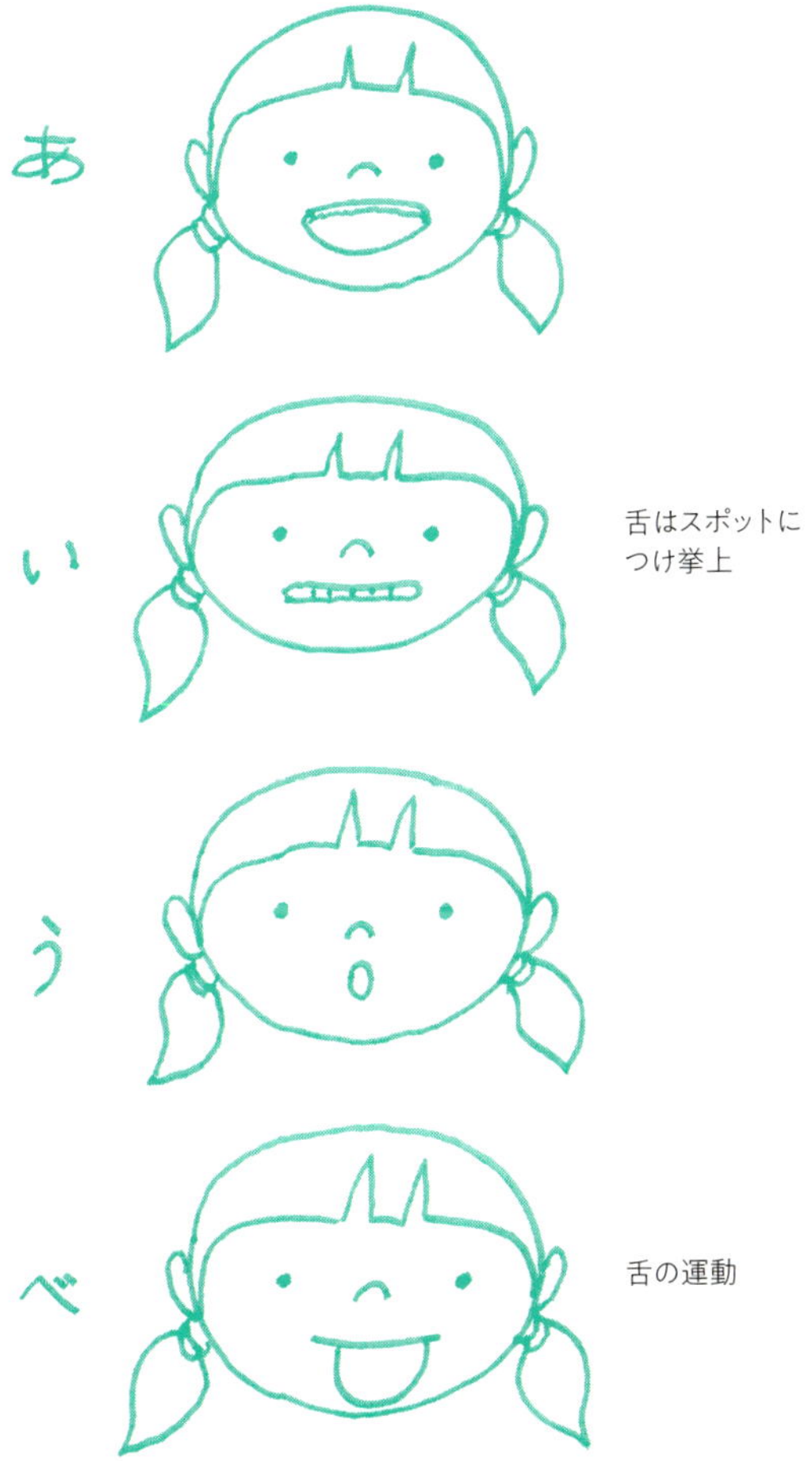

「お口ポカン」チェック

❶上口唇が富士山型になっている。
❷口の両端の口角が下がっている。
❸口唇の内側の粘膜が見えている。
❹下唇の下部の筋肉（おとがい）が緊張している。

2 噛みあわせが悪くなり、出っ歯になる

口唇や噛む筋力が弱い子どもは、噛みあわせが不安定になりがちで、特に、下あごの位置が不安定になります。

口をあけているため、上口唇の力で上の前歯が押さえられない状態が続くことになります。

そのため、前歯がどんどん出てしまいます。

3歳ごろに「お口ポカン」となった子どもが、7歳ごろまでこの状態を治さないでおくと、前歯がそって出っ歯になることが多いのです。

上の前歯が突出すると下の前歯との噛みあわせも悪くなり、噛む能力も低下します。

「お口ポカン」に気づいたら、放置せずに早めに対策をしましょう。

「口唇マッサージ」や「あいうべ体操」などのトレーニングが効果的です。

また、子どもに「口を閉じなさい」と、注意して、意識してしめさせるだけでも、だいぶ違います。

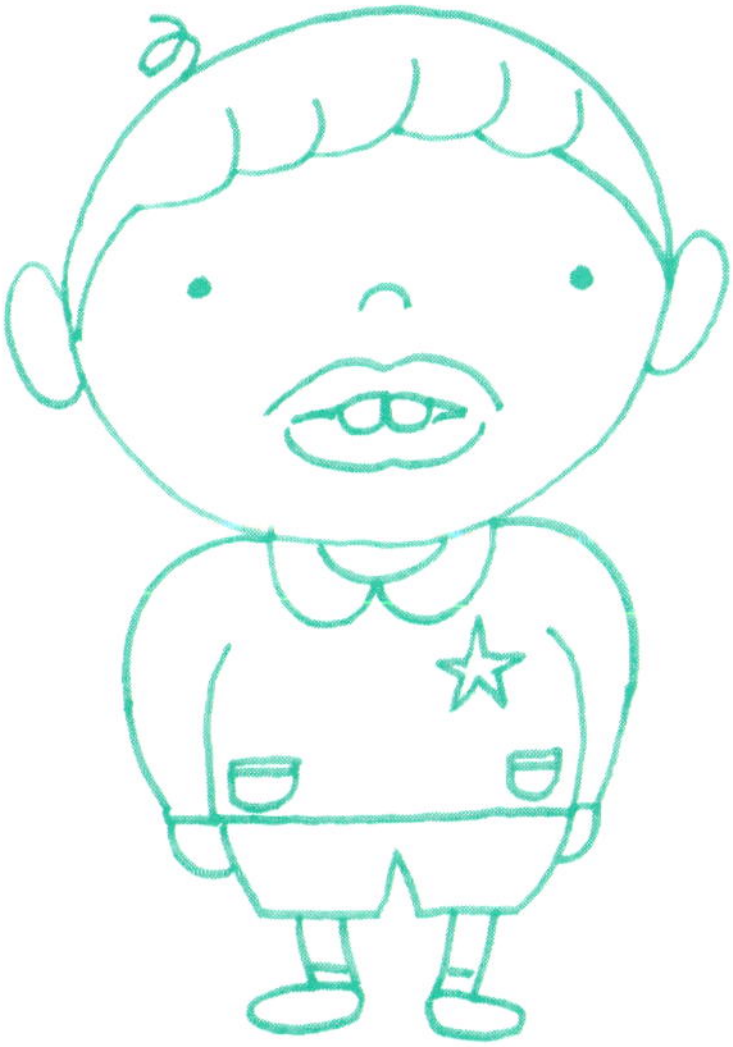

前歯が出てしまっていたら、口唇マッサージを！

「あいうべ体操」

今井一彰先生（みらいクリニック院長）が、口呼吸から鼻呼吸にするために考案したトレーニング法は、同時に、噛むために必要な筋肉を鍛えるトレーニング法になります。

方法は次のとおりです。

これを1セットとして、1日30回行ないます。

お風呂に入りながら、あるいはテレビを見ながらでもかまいません。

毎日続けることが大切です。

あ・い・う・べ体操 1

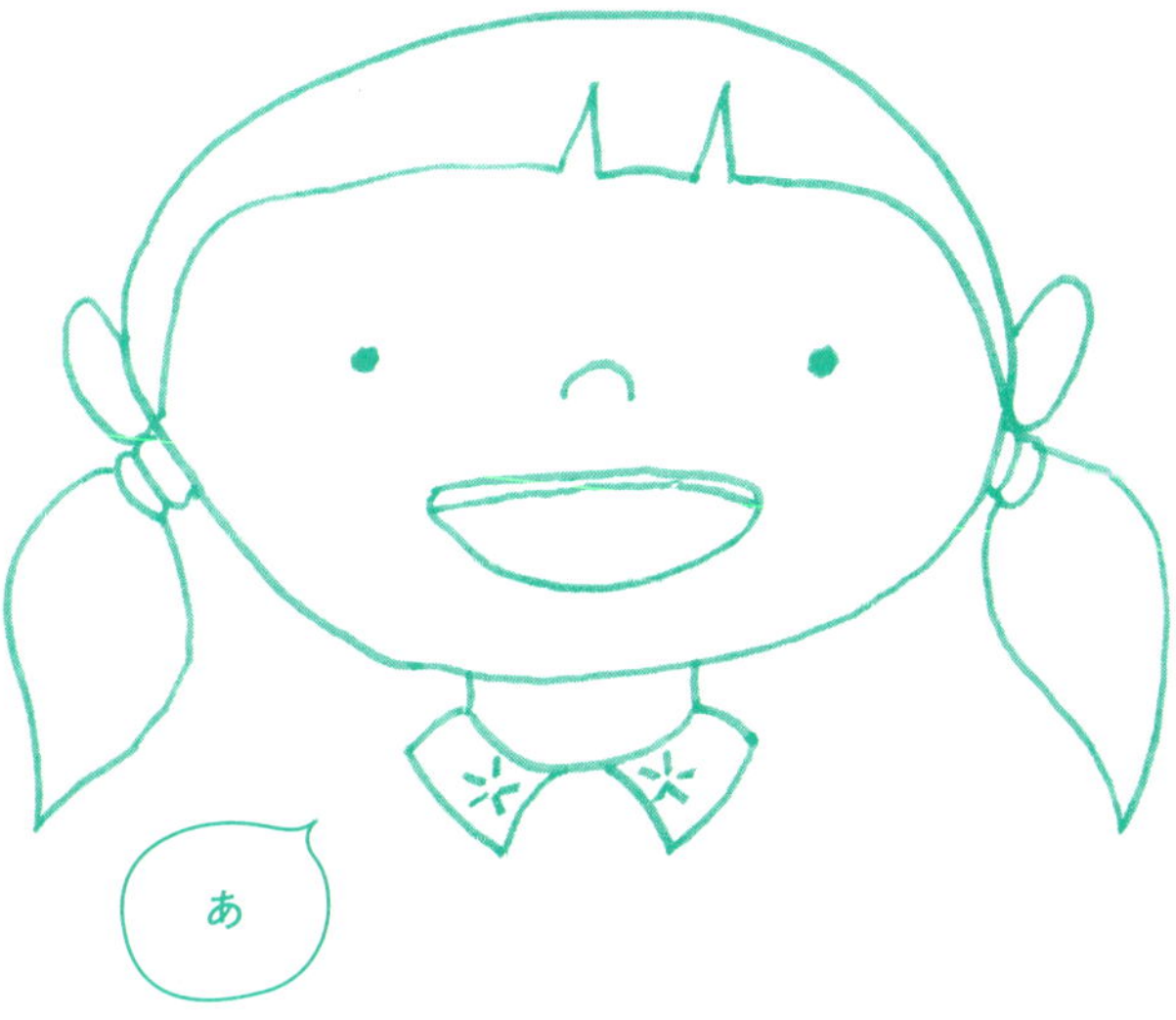

「あー」口を大きくあける

あ・い・う・べ体操 2

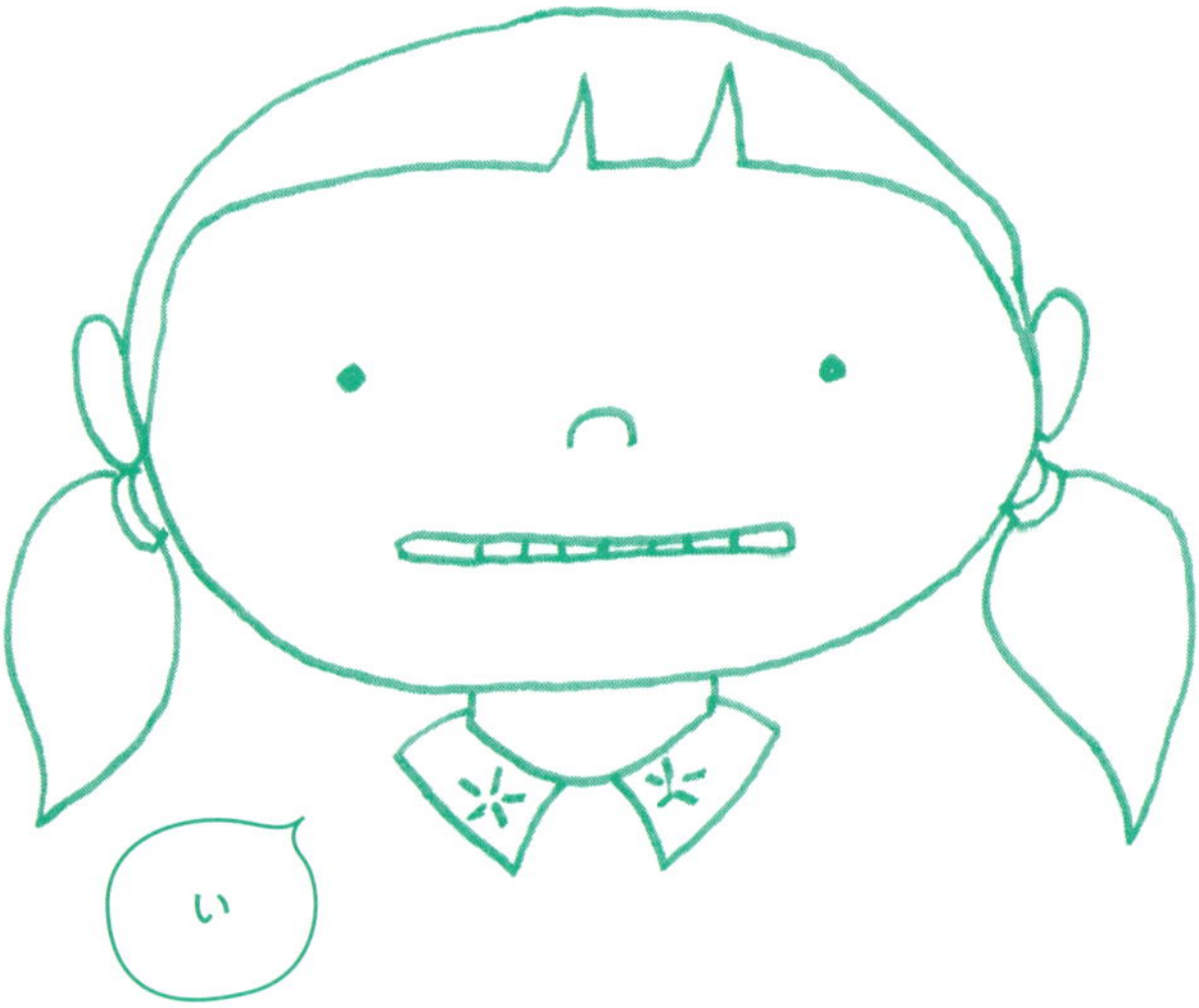

「いー」と口を大きく横に広げる

あ・い・う・べ体操 3

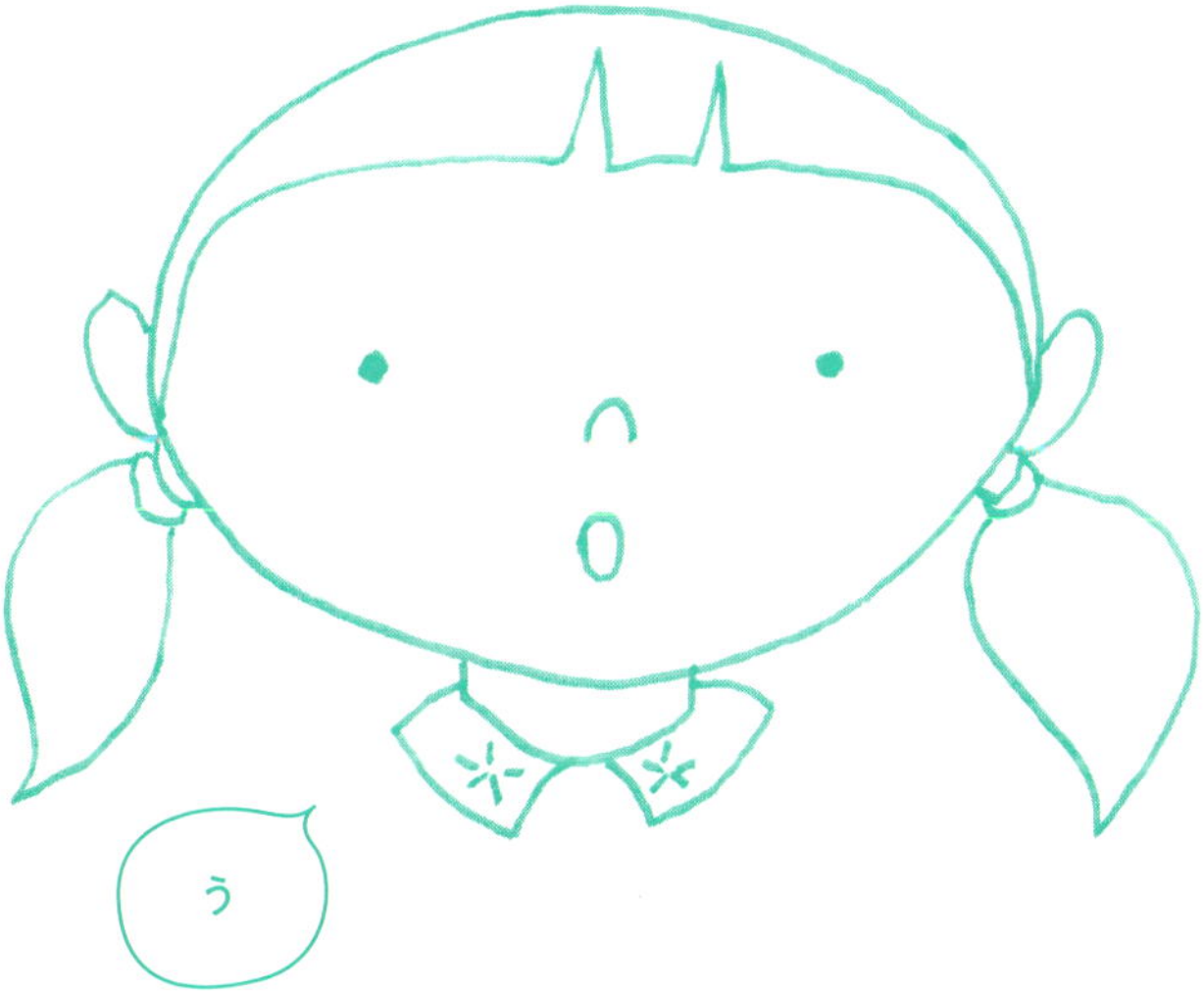

「うー」と口を前に突き出す

あ・い・う・べ体操 4

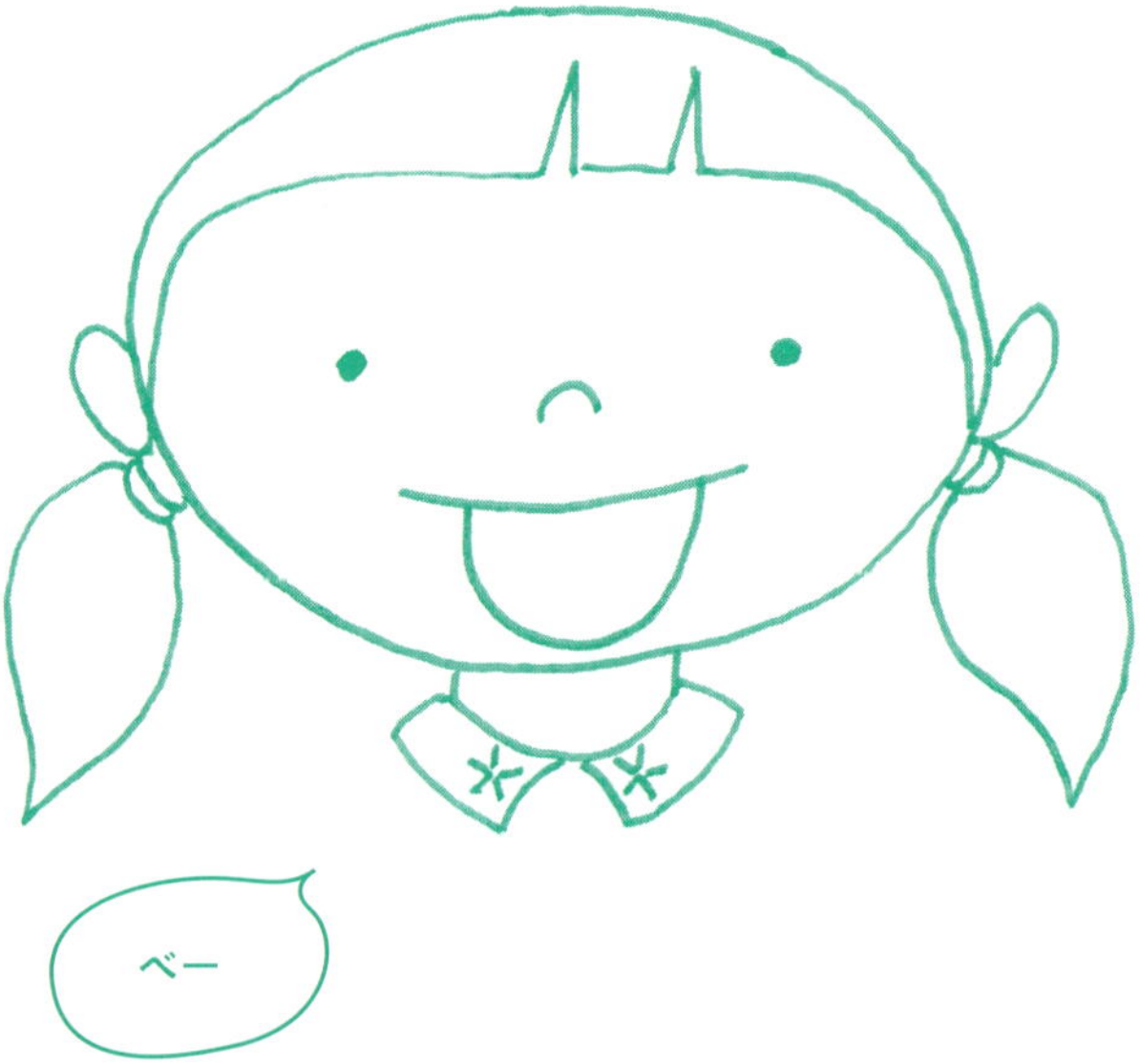

「べー」と舌を突き出して舌に伸ばす

3 口蓋がV型になる

口蓋とは口の上あごの天井にあたるアーチ状部分のことです。

この部分は丸いカーブを描いているのが自然な形です。

しかし、子ども時代に噛む力を鍛えていないと、カーブがとがった「V型」の口蓋になります。

V型の口蓋では歯が生えるスペースが狭くなるため、「乱ぐい歯」になり、噛みあわせも悪くなります。

前歯も出っ歯になってしまいます。

口蓋の形は、大きく3つにわけられ、いちばん自然で理想的なのが丸いカーブを描いた「O型」です。

口蓋が十分広いので、歯並びがきれいで、噛む力も良好です。

次がO型よりも、ややとがって幅が狭くなり、三角の形になった「△型」です。

歯並びが乱れてきて、噛む能力もO型より低下します。

最後が「V型」で、△型よりもさらにとがって、幅も狭くなります。

歯並びもほぼ100パーセント悪くなり、前歯が出っ歯になり、乱ぐい歯の傾向が強くなります。

もちろん、噛む力も弱くなります。

「お口ポカン」を放置していると、口蓋がV型になってしまいます。

幼児期にV型の口蓋になってしまうと、大人になってもV型のままです。

治すには矯正で治療をするしかありませんが、時期が遅くなると完全にO型にならないこともあります。

歯並びが悪く、乱ぐい歯になると、歯みがきをしてもみがき残しが多くなり、むし歯や歯周病になりやすくなります。

口蓋「O型」

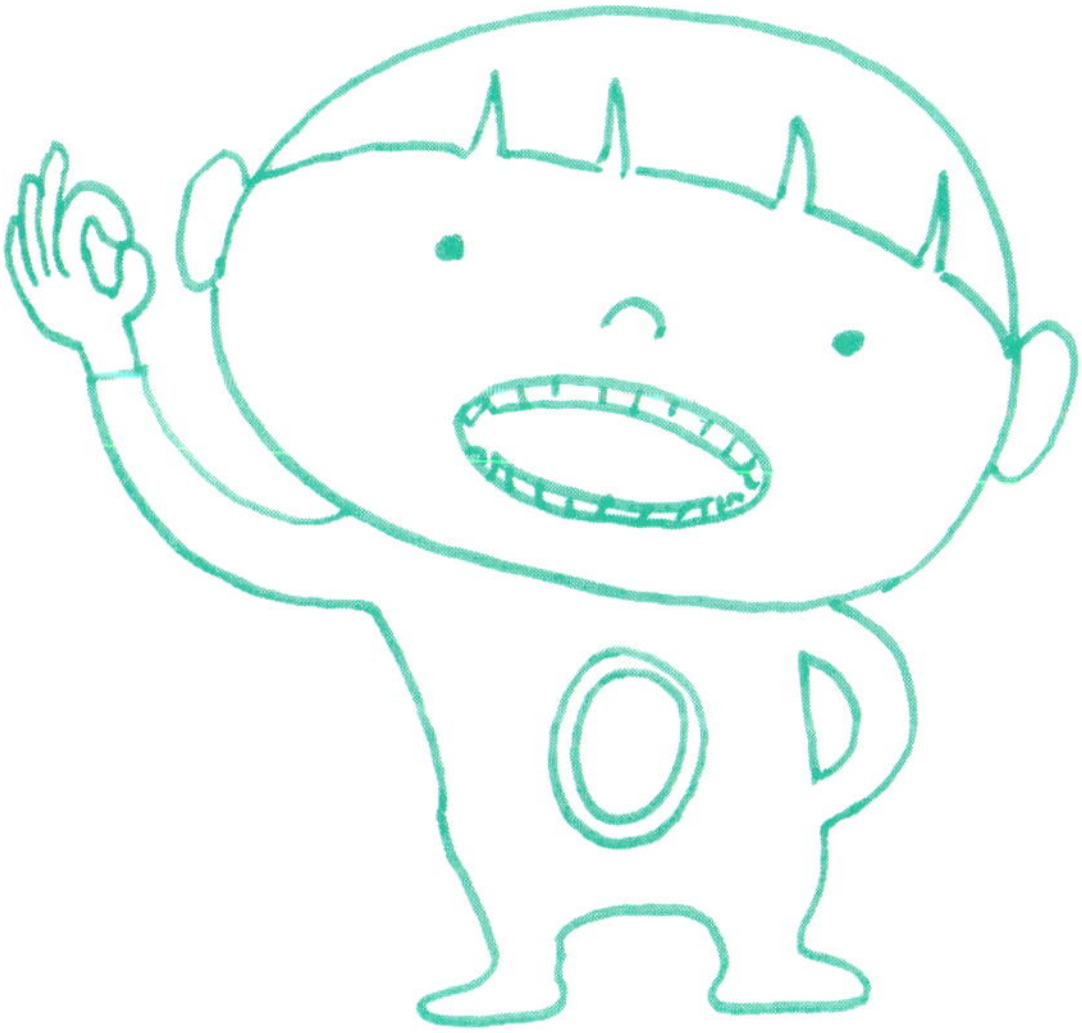

いちばん自然で理想的

多くの子どもたちの口の中を診てきてわかったことは、口蓋の形はその子の噛む力、健口をあらわしているということです。

O型の口蓋の子どもはむし歯も少なく、噛む力も強いことが多いのです。噛む力が強く、しっかり噛んで食べている子どもは、総じて心身も健康で元気いっぱいです。

その子の持っている、個性や能力を十分発揮できている子が多いのです。

口蓋がV型で、きちんと噛めない子どもは、朝なかなか起きることができず、風邪をひきやすく、アレルギーになりやすい、なにごとにもやる気が起きないといった傾向があります。

口蓋「△型」

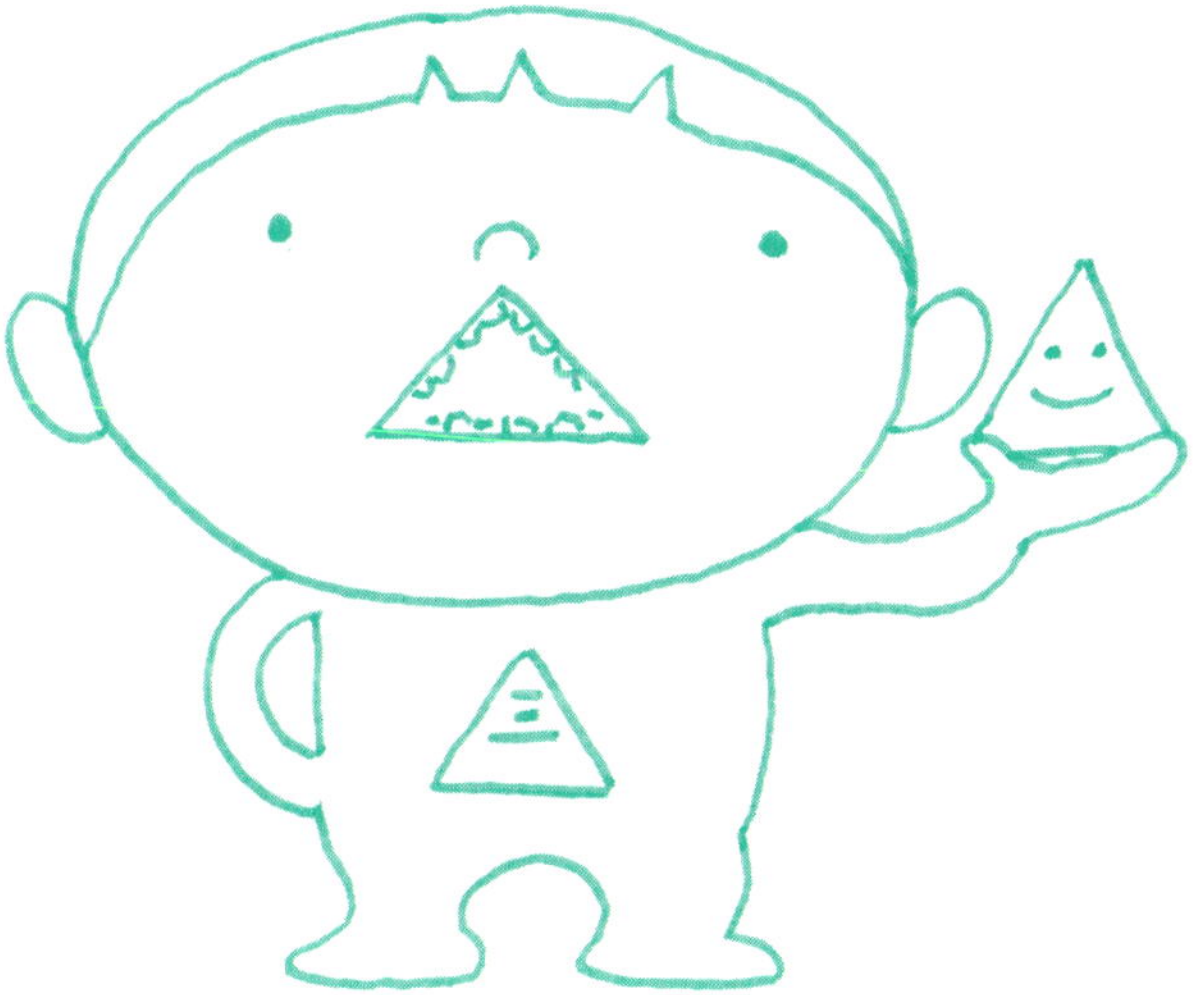

歯並びが乱れ、噛む能力も低下

口蓋「V型」

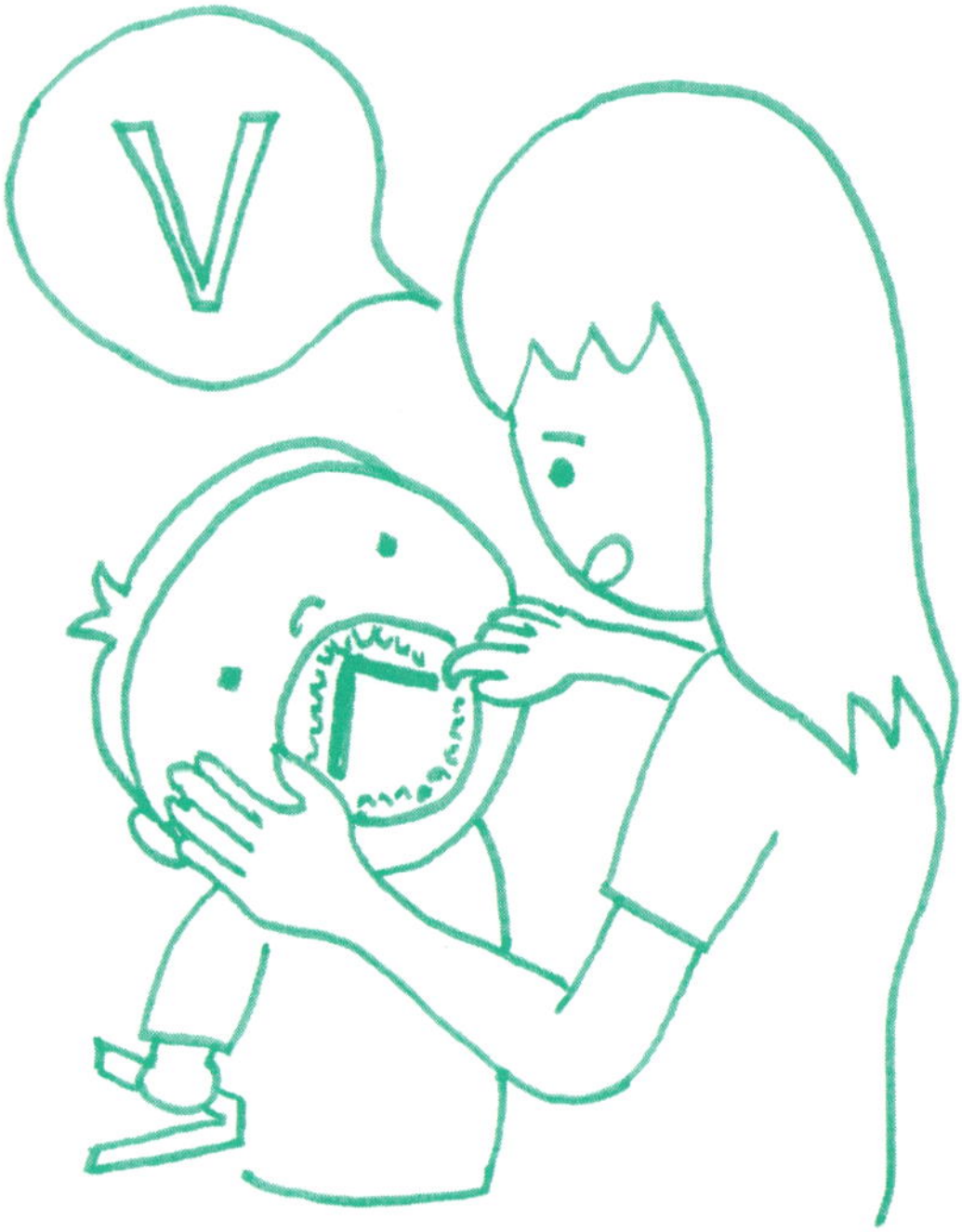

みがきのこしが多くなり、むし歯や歯周病になりやすい

徳川将軍の口蓋は典型的なV型

噛む力、咀嚼力が低下した例としてよく知られているのが、江戸時代後期の将軍たちです。人類学者の故鈴木尚先生（東京大学名誉教授）が『骨は語る徳川将軍・大名家の人びと』（東京大学出版会刊）で、くわしく報告していますが、それによると、後代の将軍ほど噛む力は弱く、特に一二代家慶《いえよし》、一四代家茂《いえもち》が顕著ということです。

61歳で亡くなった家慶は歯がまったく、すり減っておらず、ほとんど噛む必要のないほどやわらかい食事をしていたことがわかりました。頭蓋骨は現代人より未来的な超現代人で、あごが非常に細く華奢《きゃしゃ》でした。幼少期からほとんど噛まない食生活をしていたため、噛むための筋肉や口唇の発達も不十分でした。口蓋はV型で、前歯が突き出た反《そ》っ歯《ぱ》で発音も悪く、口があいている状態「お口ポカン」だったことも、頭蓋骨から推測できます。

4 頤（おとがい）に緊張があり、口元が不自然になる

「お口ポカン」になっている子どもは、上口唇の動きが弱くなっています。

そのため、口を閉じるときは、上口唇はあまり動かさず、下口唇を上に上げるようになります。

すると、下あごの突き出た部分である頤（おとがい）が緊張しますし、口角が下がって、口元がへの字になります。

口元がゆがむと、表情や顔つきにも影響します。

また、口元がしまらないため、いつもぼんやりした印象を与える表情になります。

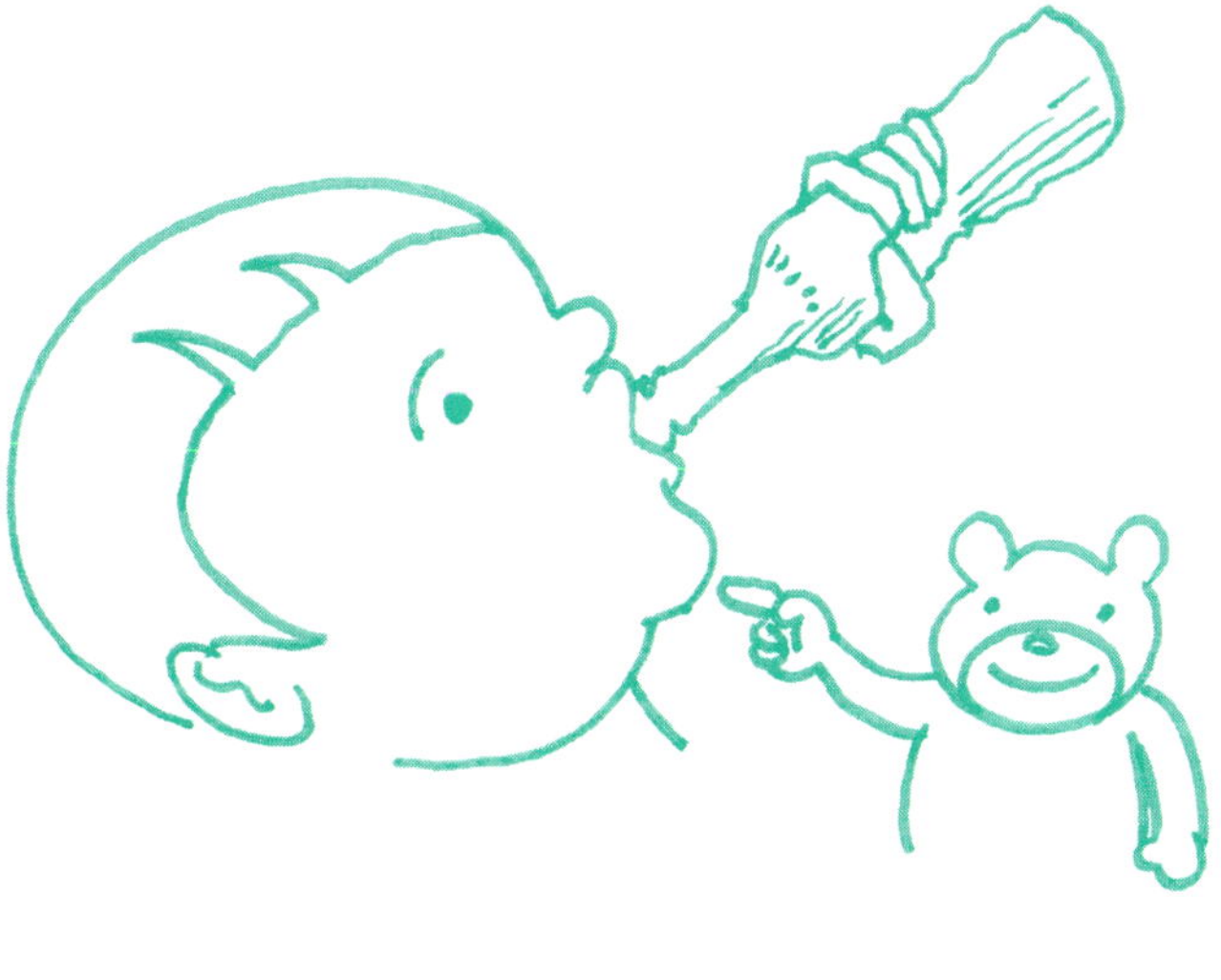

頤（おとがい）とは、下あごの突き出たところ

5 「発音」に悪影響

上口唇がしっかり動かないため、発音が不明瞭になり、滑舌《かつぜつ》にも影響します。

たとえば、「とけい」という発音が、「とてい」になったり、「さる」が「たる」となったりします。

成人になってからも滑舌の悪い人の場合、多くは子どものころの話し方のクセがそのまま身についてしまっていることが多いのです。

大人になってから治そうとしても、なかなか治らないものです。

子どものころに早めに気づいて口まわりのトレーニングをすることが大切です。

6 舌の位置（姿勢）が不自然になる

「お口ポカン」の子どもは口蓋がV型になりやすく、V型で幅が狭くなった口蓋は、舌の発達にも影響します。

舌は口を内側から支える筋肉のかたまりです。前後、左右、ななめとあらゆる方向に動かせます。

さらに、血管や神経が張りめぐらされた鋭敏な感覚器官でもあります。

普段はあまり意識していないと思いますが、実は、舌の動きや位置（姿勢）が歯並びやあごの骨の成長にも影響しているのです。

たとえば、舌が前方に出るクセ（弄舌《ろうぜつ》）があって、常に舌で歯を押していると歯並びが悪くなります。

このクセはV型口蓋の人に多く見られます。

V型口蓋になると、幅が狭く、舌がゆったりと収まるスペースが足りないため、舌が前方に押されて、前歯を押すクセがついてしまうのです。

本来の舌の正しい位置（姿勢）は、上あごに接触しています。

「お口ポカン」状態だと、舌が後方に下がり、上あごに自然に接触しなくなります。

舌の姿勢が悪くなると、食べ方や飲みこみが不自然になります。

この状態を放置すると、大人になっても悪いクセが続いてしまいます。

成人してからも発音や食べ方が不自然になることが多いのです。

特に問題なのは、高齢になって飲みこむ力が弱ったときに、誤嚥《ごえん》やむせを起こしやすくなることです。

高齢者の誤嚥は肺炎（誤嚥性肺炎）につながりやすく、場合によっては死に至ることもあります。

また、むせるために食事をとりにくくなり、低栄養につながることもあります。

子どものときから、噛んで飲みこむ力をつけておくことが、誤嚥やむせを起こしにくくするのです。

また、舌の姿勢は身体全体の姿勢ともリンクしています。

実際にやってみるとわかりますが、身体をまっすぐにして姿勢を正すと、舌の位置もまっすぐに正しい位置になります。

逆に、口をあけて姿勢をだらんとさせると、舌も上あごに接触せず、だらんとなります。

「お口ポカン」状態のとき、舌や身体の姿勢も悪くなっているのがわかると思います。

舌のトレーニング

舌を鍛えるには、先に紹介した「あいうべ体操」が役立ちます。

私は今井先生の「あいうべ体操」に少し工夫をして、子どもたちに教えています。

特に、舌に効果的な方法は、体操の「い」を行なうときに、舌を意識して上あごにぴったりつけること。

方法は、まず、「い」の音を出しながら舌を上に上げていきます。

このとき、舌が正しく上がり、上あごに吸いついていると、「い」の音は出せなくなるはずです。

音が出る場合は、舌の上がりが不十分で、上あごにきちんとついていない証拠です。

音が出なくなるようにしっかりと上に上げることが大切です。

音が出せなくなるまでつけると、ゴックンと飲みこむときの正しい舌の位置になります。

この位置をしっかり覚えさせます。

これができると、飲みこみのときの正しい舌の位置ができるようになります。

次に、「べ」を発音する場合には、舌の運動をすることが大切です。

「べ」といいながら、口の外に舌をまっすぐ伸ばし、口唇、口角をゆっくりなめます。

次に舌を上あごに上げてから「ポン」と舌打ちするなど、舌をいろいろな方向にゆっくり動かします。

このとき、舌をはやく動かさないことがポイントです。

噛む回数の減少と食べる力の衰え

20～30年前から、きちんと噛むことができていない、不自然な噛み方をする子どもたちが目立つようになりました。

学校の歯科検診や来院した子どもたちの中には、正しく噛むことができていないだけでなく、ストローでものを吸ったり、ろうそくを吹き消すことができない子どももいました。

2歳から13歳の子どもの半数以上が口をあけたまま食べるなど不自然な食べ方をしています。

その背景にあるのが食生活の変化です。

昔と比べ、口唇に力を入れて食べる食事、つまり歯ごたえのあるかたい食べものが少なくなり、やわらかい食べものが多くなったということです。

そのため、噛む回数が減り、咀嚼するための機能が衰えてしまったのです。噛む回数は時代とともに少なくなってきましたが、急激に減ったのは日本が豊かになった1980年代以降です。

どれだけ減ったのかというと、1回の食事で噛む回数の平均は、戦前の日本人が1300〜1400回程度に対して、高度成長期後の1980年代〜1990年代の現代人は620回と半分以下になっているのです。

ちなみに、調理法が発達していなかった弥生時代の日本人は、3900回、江戸時代では1465回です（「時代別にみた咀嚼回数と時間の推移」「咬合・咀嚼が創る健康長寿」等による）。

この資料からもわかるように、子どもたちの噛む力はこの20〜30年間で、急激に低下しているのです。

噛む力の低下が子どもたちの身体や心の発達に、さまざまな影響を及ぼしているのです。

噛む回数が少ないと生活習慣病に

噛む回数が少ないと、生活習慣病のリスクが高まるといわれています。

厚生労働省が推奨していた「噛ミング30（カミングサンマル）」運動（厚生労働省「歯科保健と食育の在り方に関する検討会」）では、生活習慣病の予防のためには、子どものころから正しい咀嚼を身につけることが大切であることをうたっています。

つまり、よく噛まないと生活習慣病になりやすいということなのです。

実際、早食いやよく噛まないことが肥満につながるという調査や研究がいくつもあり、そのひとつに、日本の小学5年生を対象とした調査があります。

それによると、早食いの子どもほど肥満の程度を測るローレル指数（児童・生徒の肥満度の指数）の値が高いことがわかりました。

早食いは噛む回数が少ないことを意味します。

子どものころ、よく噛まずに早食いをする習慣をつけてしまうと、肥満になりやすく、大人になってからもその傾向が続くと考えられるのです。

では、よく噛まないとなぜ肥満につながるのでしょうか。

それは脳の満腹中枢《ちゅうすう》が咀嚼に影響を受けているからです。

人間には、よく噛むと「お腹がいっぱい」と脳が感じ、食欲をおさえるような仕組みが備わっています。

噛むことは脳を刺激し、満腹中枢を刺激し、食べすぎを防いでくれるのです。

しかし、よく噛まないと、脳への刺激が少なくなり、満腹感を得られにくくなるのです。

それに加え、噛まないと血糖の上昇も遅れます。
満腹中枢は血糖が上がると反応しますが、上昇が遅れると働きが遅くなります。そのために、食べすぎていても満腹感がすぐには得られず、過度に食べてしまうことになるのです。昔から、よく噛んで食べればお腹がいっぱいになるといわれますが、それはこういったメカニズムが働くからです。逆に、
噛まないことは、肥満につながり、糖尿病の引き金にもなっているのです。

視力低下の一因に

噛む回数は視力にも影響するといわれています。

秋田県内の中学生から短大生の調査研究で、咀嚼が不十分だと視力低下を招く可能性があることがわかりました。

対象となる中学生のうち、第1大臼歯のむし歯が3本以上ある子どもは、しっかり噛めないことが影響し、2本以下の者よりも視力が悪くなるというものです。

また、かたい食品をよく食べる者のほうが、そうでない者より視力がいいという結果も出ました。

理由は、はっきりわかりませんが、よく噛むことで脳の一部といわれている目にも、何らかの影響を与えるのではないかといわれています。

悪い噛みあわせ（不正咬合）になる

噛む回数が少なくなり、噛むための筋肉（咀嚼筋）やあごが十分発達しないと、歯並びが悪くなり、噛みあわせが悪くなります。

徳川将軍の例でも見られたように、特に上あごの口蓋の幅が狭くなり、上と下のあごの噛みあわせがずれてしまうのです。

こういった噛みあわせの異常を「不正咬合」といいます。

不正咬合は噛む力をますます低下させ、身体にもさまざまなトラブルを起こします。子ども時代にかたいものを噛まず、噛む回数も少ないと、歯の生え方が舌側にかたむいて生えることもわかっています。

本来、歯は垂直に生えますが、内側にかたむいて生えると歯と歯の幅が狭くなる「歯列狭窄《きょうさく》」の状態になり、歯並びが悪くなるのです。

噛みあわせはその人の口元をつくり、顔をつくります。

噛みあわせが正しいと顔も左右対称になりますが、アンバランスだと、顔もゆがんでしまいます。

不正咬合が、学習能力を低下させたり、聴力にも影響を与えるという研究もあります。

顎関節症になる

噛みあわせが悪くなると、噛む筋肉に異常な力が加わり続け、あごをあけしめする顎関節《がくかんせつ》周辺の神経などを刺激します。

それが痛みを引き起こすと顎関節症となります。

この病気は、あごが痛くて口が大きくあけられない、かたいものが噛めないといった症状が特徴で、比較的若い女性に多いのですが、子どもでも見られます。

人によっては、全身に症状があらわれ、頭痛やうつ状態、腰痛、肩こり、歩行が困難になるといった深刻な症状もあります。

姿勢が悪くなる

噛みあわせが悪いと噛みやすい側だけで噛むようになります。

片側だけで噛んだり、前歯だけで噛んだりするクセが続くと、口元がゆがむだけでなく、姿勢がかたむいてきます。

左右がアンバランスの人は、片側にあごがずれていることが多いのです。

私が実際に診察した子どものひとりに、こんな小学生がいました。

その子は片側だけで噛むクセのある男の子で、下あごが片側にずれていました。

姿勢も片側にかたむいており、サッカーボールをけると、まっすぐに飛ばず、横にずれてしまいます。

何度やっても、狙った方向にまっすぐ飛ばないのです。

原因は、噛みあわせが悪いために、あごがずれていたことにありました。

実は、下あごの重心が一方にかたよると、平衡《へいこう》感覚が悪くなり、こういったことがよく起こるのです。

この男の子は歯の治療をして噛みあわせを治し、あごの位置を矯正したところ、姿勢もよくなり、サッカーボールがまっすぐにゴールに入るようになりました。

また、噛みあわせが悪いと肩こり、腰痛の症状が出てしまうこともあります。噛みあわせを治して姿勢が正しくなると、長い間苦しんでいた肩こりや腰痛がなくなることもよくあります。

整形外科治療で腰痛がなかなか治らなかった人が、歯科治療で噛みあわせを治したら、腰痛が改善した例も報告されています。

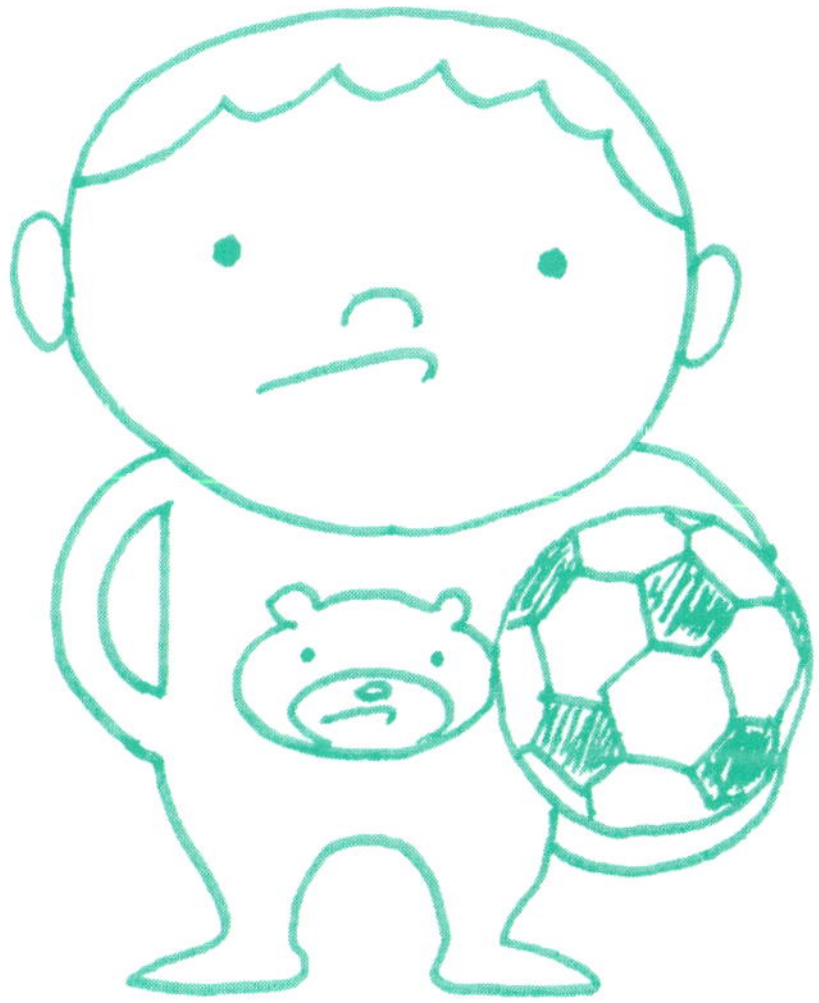

片側にあごがずれて左右がアンバランス

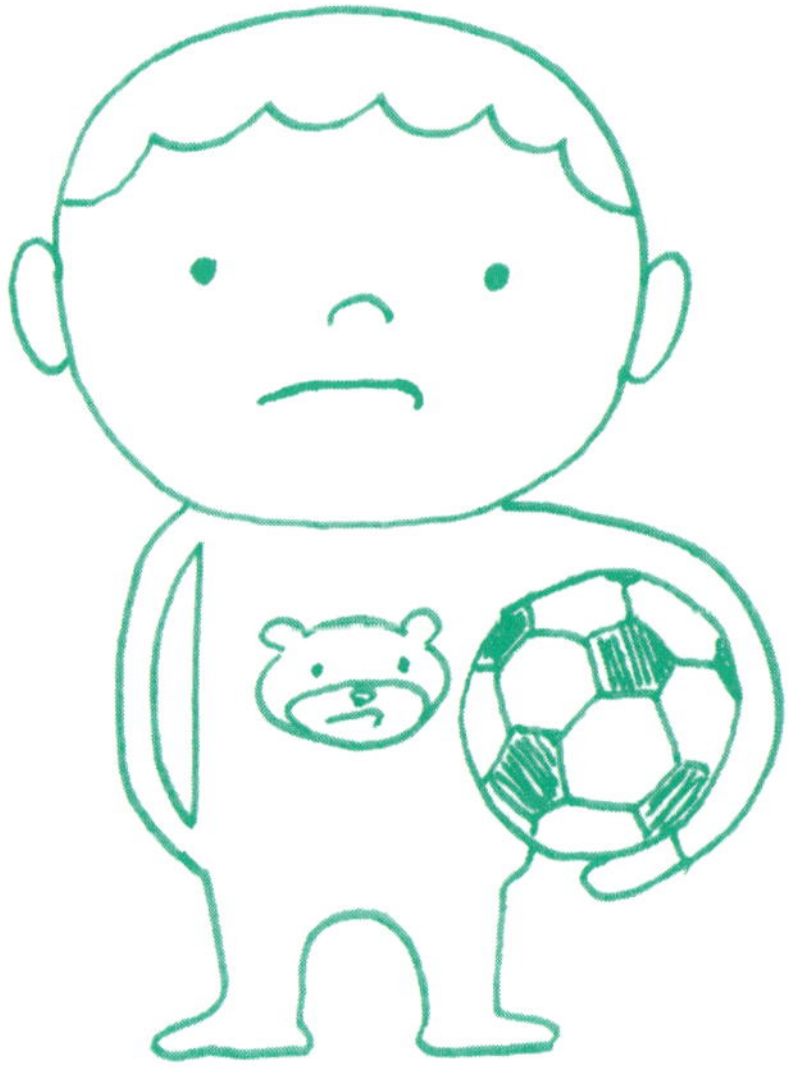

サッカーボールが
まっすぐゴールに
入るようになりました

歯ぎしり、食いしばりの悪化

眠っているときに、歯ぎしりをすることがありますが、原因のひとつに噛みあわせがあります。

疲れたときやストレスがあるときに、無意識に歯ぎしりをしたという人は多いのではないでしょうか。

歯ぎしりは、心身の緊張が強いと起こりやすいのですが、噛みあわせが悪いと、より激しくなります。

睡眠中に無意識に起きる歯ぎしりは、食事のときよりも数倍から十数倍の力がかかっています。

顎関節症の悪化にもつながり、睡眠障害や睡眠時無呼吸症候群の原因ともなります。
睡眠が不十分だと、昼間は眠気に襲われ、学校の授業にも集中できません。
単にあごや顔面だけの問題ではないのです。

噛めない原因トップのむし歯

うまく噛めない原因には、むし歯、噛みあわせの異常、舌の異常などがありますが、もっとも多いのがむし歯です。

乳歯がむし歯になっても、いずれ抜けて永久歯になるから大丈夫と考えがちですが、放置すると永久歯にも引き継がれてしまいます。

むし歯があると、痛みや違和感などで正しく噛めません。しっかり噛んで食べることができなくなるという、もうひとつの問題も出てきます。

乳歯が1本欠けただけでも正しく噛めなくなります。

水やジュースで流し込んだり、丸飲みをするため、噛む回数が減ってしまいます。

噛めないことは、食事のかたよりや栄養のアンバランスに直結し、成長にもマイナスとなります。

むし歯がたくさんある子は、元気がなく、意欲があまり感じられないことが多いのです。

乳歯をむし歯で失ったままにして放置しておくと、かたよった噛みクセがついたり、将来の歯並びが悪くなったりもします。

それが将来の顔つきにも影響してきます。

子どもの健康・健口を考えるなら、むし歯で失った乳歯を放置せず、義歯《ぎし》を入れてしっかり噛めるようにすることが大切なのです。

口元がゆがむ

6歳ごろに最初に生える永久歯、6歳臼歯はいちばん奥に上下で4本生えてきます。永久歯の中でもっとも大きく、噛む力もいちばん強い歯です。

6歳臼歯の隣の乳歯は第2乳臼歯《にゅうきゅうし》ですが、この乳歯がむし歯で早く抜けてしまうと、6歳臼歯の生える位置が変わってしまいます。

すると、噛みあわせが悪くなり、正しく噛めなくなってしまうのです。

噛みあわせの基本となる6歳臼歯がきちんと噛めていないと、口元が左右アンバランスになり、ゆがんでしまいます。

もちろん、噛む力も弱くなるだけでなく、そのあとから生えてくる永久歯の位置にも影響が出ます。

乳歯のむし歯は永久歯の歯並びを悪くする原因にもなるのです。

ろうそくの火を吹き消せない

私が治療したある女の子は、2歳9カ月で初めて来院したときは、ほとんどの歯はむし歯のために抜かれていました。

残った歯は20本のうち8本だけで、そのうちきれいな歯は下の前歯2本だけでした。

もちろん、きちんと噛むこともできません。

口唇の働きも弱く、口唇でつかむのではなく、頭ごと前に出して食べものを口の中に押し込むように食べました。

特に、上口唇の動きが悪く、口唇をすぼめて息を強く長く吹くことができません。

そのためにろうそくの火を消せませんでした。

また、ストローで水を吸い取ることもできませんでした。

来院のたびに歯を抜かれた恐怖を思い出し、いつも泣いてばかりでした。

顔つきもボーっとしていて、無気力な様子でした。

受け答えも、何となく元気がないのです。

そこで、むし歯の治療と歯のないところに入れ歯を入れて噛む練習を始めました。

最初は食物をきちんととらえることからでした。

方法は、口唇と前歯でひと口の量のとらえ方を練習します。

口の中に押し込まないように、ひと口の量をかじり取らせたのです。

次に奥歯で噛む練習と砕いて小さくやわらかくなった食べものを上手に舌の上にまとめるように舌の運動をしました。

舌を前に伸ばしたり、上に上げたりして鍛えていきます。

口唇・舌・頬など噛むための基本的な筋肉の力をつけて、上手に噛めるようにしたのです。

そして、食事の前には意識して噛むように「あいうべ体操」を10回して、ひと口30回噛むように心がけてもらいました。

こうした訓練を始めて1カ月後には上手に口をすぼめることもできるようになり、ろうそくの火もなんなく消せるようになり、食べ方もよくなっていきました。

正しく食べられるようになったら、口元もしっかりしまってきて、顔つきも変わってきたのです。

この女の子の本来の顔になり、目も輝き、表情からは意欲ややる気が感じられました。

自信にあふれた笑顔で挨拶をする様子は初診のときとは別人のようになりました。

ボトルカリエスに気をつけよう

最近、問題になっているのがボトルカリエス、「哺乳瓶むし歯」です。哺乳瓶でジュースやイオン飲料（スポーツ飲料）といった糖分の多い飲みものを飲ませると、生えたばかりの乳歯にむし歯ができてしまいます。乳歯は表面のエナメル質がやわらかいためむし歯になりやすく、なるとすぐに広がって全体がむし歯に侵されます。

進行すると、数カ月で乳歯全体が溶けてしまいます。

そのため噛む力も弱くなり、前歯がないため舌が前方に出てきます。舌が出るクセは永久歯が生えてからも治らず、永久歯の前歯の生え方にも影響し、歯並びが悪くなります。

子どもが発熱すると、脱水症状を改善する目的でイオン飲料を飲ませることがよくあります。

しかし、イオン飲料を日常的に飲ませているとむし歯になってしまいます。乳酸飲料もそうですが、身体にいいというイメージがあるため、必要以上に飲ませてしまいがちです。

ところが、イオン飲料はｐＨが３・５前後で酸性度が高いため、歯のエナメル質を溶かしやすくむし歯になりやすくします。

脱水症状を防ぐために飲ませるのはいいのですが、水の代わりに哺乳瓶で飲ませるのは控えたほうがいいでしょう。

若い人に多いペットボトル症候群（ソフトドリンク誘発ケトーシス）は、糖分が入った清涼飲料水を飲みすぎ、高血糖や肥満を引き起こしますが、その一因は、これらの飲みものを乳幼児期に哺乳瓶で与えたことが、影響しているといわれています。

第3章

学習能力、
運動能力を
高める噛む力

本章では、噛むことが子どもの成長にどう影響するかを中心に、実例や研究調査を紹介しながら述べていきます。

噛む力を身につけるにはどうすればいいかも併せて紹介します。

複数の調査から、きちんと噛んで食べている子どもほど、運動能力や成績が向上することがあきらかになっています。


きちんと噛んでいない子どもは、朝になってもなかなか起きることができない、風邪をひきやすく、アレルギーになりやすい、なにごとにもやる気が起きないといった傾向も指摘されています。

もちろん、子どもの成長には個性があり、成績がよくならない原因はひとつではありません。


しかし、よく噛めずにきちんとごはんを食べられない生活が続くことは、子どもの成長にとって決していいわけではありません。

私は地元の小学校の校医として、20年にわたり1年生から6年生の子どもたちの口の中を診てきました。

6年間の成長過程を見ていると、やはり、口の健康と心身の健康とは切っても切れない関係にあると、あらためて感じています。

子ども時代に噛むことをはぐくむことが、将来の健康長寿につながるのです。

よく噛めば知能が上がり、成績もよくなる

噛んで食べることは、誰にでもできる簡単なこととはいえ、実は、複数の器官を複雑に動かして行なう高度な脳の働きなのです。

噛むことで脳は活性化されます。

歯がなくなって噛めなくなると、噛むための神経や感覚をつかさどる脳の領域が使われなくなります。

脳への刺激もそれだけ減ってしまうことになります。

最近では、歯がなくて噛めない高齢者は、認知症のリスクが約2倍も高まるといわれていますが、これも噛むことと脳の働きには密接な関係があることを示しています。

噛むことと脳の関係については、昔から数多くの研究や調査が行なわれてきました。

古いものでは1951年～1954年、今から70年近く前に行なわれた研究があります。

これは、噛む力と成績の関係の検証を464名の児童を対象にして行なったものです（九州大学医学部衛生学教室の神田三郎先生が行なった「口腔保健指導が児童の体格並びに精神発育に及ぼす影響に関する研究」）。

虫歯が3本以上あり、体格、知能、学力の平均値がやや劣っている120名（小学4年生）を選び、それを60名ずつの2学級にわけて、実験を行なったのです。

ひとつの学級の児童には、歯みがきや、「30回～50回きちんと噛んで食べる」といった指導をし、もうひとつの学級には何もしませんでした。

その結果、7カ月後からあきらかな差が出始め、3年後には、指導をした学級の児童は、知能指数が平均を上回り、上位クラスとなったのです。

成績も大きく向上しました。

現代では許されない実験手法ですが、少なくとも70年前から、歯の健康や噛むことが、子どもの成績に影響すると考えられていたのです。

日本咀嚼学会の「噛む効用」（日本咀嚼学会編　東京医科歯科大学名誉教授・久保田金次郎

監修）には、こんな例が紹介されています。

幼稚園児56名を対象にした噛む力と記憶力のテストをしたところ、かたい食物をメニューに加えた給食を食べた園児のほうが、そうでない園児よりも噛む力が強く、記憶力テストの成績がよかったということです。

脳の学習記憶にはアセチルコリンという情報伝達物質が深く関わっていますが、最近、このアセチルコリンが、噛むことで増加することがわかってきました。

子どもだけでなく、成人してからも高齢になってからも、噛む力の強い人ほど、アセチルコリンが多くなるということです。

しっかり噛めている子どもの記憶力が上がるのはこういったメカニズムが働くからと考えられます。

認知症の中でももっとも多いアルツハイマー病では、このアセチルコリンが減少します。

認知症の治療薬であるアリセプトは、脳内のアセチルコリンを増やす作用がある薬です。

噛むことは薬と同じような効果があるといっていいかもしれません。

脳の血流を測定する画像検査（ポジトロンCT）で、ものを噛んでいるときの脳の様子を調べると、咀嚼することで脳血流量が大きく増加することが確認されました。血流が増えると脳は活性化します。

それが記憶力や学習効果を上げることにもつながるのです。

この効果は、高齢者よりも若い人のほうが大きく、子ども時代に、歯や口を健康に保つことが、将来の学力や仕事にも影響する可能性が高いのです（「食習慣および咀嚼習慣が口腔や全身の健康へ与える影響」高橋茂『北海道歯学雑誌』２０１４年、「咀嚼が短期記憶能力に及ぼす効果」富田美穂子等『日本口腔外科学会誌』２００７年等）。

むし歯があったり、噛みあわせが悪くなったりして、しっかり噛めないと、本来の子どもの能力が発揮できません。

塾やお稽古事をさせるのもいいのですが、脳が生き生きと活動していなければ、期待するほど効果は上がらないことが多いのです。

小児歯科医の立場からいうと、成績を上げたいなら、子どもの噛む力をつけること、子どもの「健口」が基本ではないかと思います

スポーツ選手は噛む力が強い

運動能力と噛む力にも密接な関係があることがわかっています。

小学生を対象とした、運動能力テストと咬合状態との関係を調査したところ、懸垂《けんすい》や50メートル走などの運動能力は、噛む力が強い子どもほど優れているという結果が出ています（財団法人「8020推進財団資料」）。

これは大人でも同じで、歯がいい人は身体能力も高い傾向にあり、スポーツ選手は歯を大切にし、むし歯も少なく、「咬合力」（噛みあわせる力）も一般の人より強いという調査結果もあります。

特に、ライフル競技やボート競技の選手は、集中力と体の安定が重要ですが、これらの選手の噛む力は一般の人の3倍もあるそうです（同財団「スポーツ選手と同年代の人のむし歯数」「男子スポーツ選手の総咬合力」）。

むし歯や歯周病がなく、歯並びがきれいだと、噛む力が強くなり、身体のバランスも安定することがわかります。

ですから、一流のスポーツ選手は、歯をとても大切にし、野球のイチロー選手は1日5回も歯をみがくそうですし、海外のプロリーグで活躍していた著名な元サッカー選手は、現役当時、日本のかかりつけ歯科医院で歯の治療をするために、わざわざ帰国し、話題になったそうです。

やはり、一流選手は、歯が成績を左右することを、実感しているのでしょう。

高齢者の健康調査でも、歯が20本以上あって、しっかり噛める人は、外出も多く、スポーツや趣味を楽しむ傾向が強いこともわかっています。

子どものころから噛む力をつければ、成人してからはもちろん、高齢になってからも、記憶力や身体能力の衰えをゆるやかにすることも可能なのです。

ガムを噛む効用

みなさんは、米国の大リーグの選手が、バッターボックスに立って、ガムを噛んでいる光景を見たことがあると思います。

以前から、ガムを噛むことは、緊張感をやわらげ、リラックス効果をもたらし、かつ、記憶力、集中力を上げるといわれてきました。

大リーグの選手たちはそのことを経験的に知っていたのかもしれませんが、最近ではそれを裏づける研究や実験が数多く出されています。

たとえば、ガムを噛むときの脳の状態を、磁気共鳴画像装置（MRI）を使って調べた実験では、大脳《だいのう》皮質《ひしつ》の感覚野と運動野の神経活動が、噛むことで活性化したことがわかりました（小野塚實先生による実験・現神奈川歯科大学名誉教授、日本体育大学保健医療学部教授）。

これらの部分が刺激されて活発に動くと、集中力が高まり瞬発力を発揮できると考えられます。

さらに、ガムを噛んでいるときには、ストレスを感じる扁桃体《へんとうたい》の活動がおさえられ、いやな気持ちを認識する前頭前野の活動もおさえられていました。

同時に、ストレスを感じると分泌される、いわゆるストレスホルモン（副腎皮質《ふくじんひしつ》刺激ホルモン）、ノルアドレナリンなどが減少することもわかりました。

これらの実験からもわかることは、噛むことはいやな気持ちやストレスをやわらげる効果があるということです。

噛むことがリラックス効果をもたらすのは、こういったメカニズムによるのです。

別の研究（「ガムチューイングによる大脳へのリラックス効果」（株）ヒューマンリサーチ実験調査）では、ガムを噛むと、リラックスするときに出る脳波、α派が増加することや暗算の正答率が向上したという結果も出ています。

さらに、認知機能が高まるという研究もあります。

20～70代の男女にガムを噛んでもらい、脳内の働きを機能的磁気共鳴画像（fMRI）で調べる実験を行なったところ、記憶に関わる海馬《かいば》の活動や前頭前野が活性化したことが画像で確認されました。

認知能力テストでは、2分間ガムを噛んだ高齢者の成績が高くなったそうです（小野弓絵・現明治大学理工学部教授らの実験）。

これらの研究からも、噛むことは、学習や運動にもいい効果をもたらすことがわかります。

ガムを噛むことは、子どもの噛むトレーニングにも取り入れられています。

歯科医の指導のもと、奥歯でしっかり噛んでトレーニングすることで、噛む力が2倍になったという例も報告されています。

普通のガムよりもかたいトレーニングガムを使用し、噛む力を高めるという方法です。

私の場合は、小学校高学年から中学校にかけて、永久歯の噛みあわせができあがってくる時期に、ガムを噛ませることがあります。

上下の歯はお互いに噛みあう場所が決まっていますが、なんとなく上下の噛みあわせに隙間があり、気になる子どもがいます。

それは片側でばかりで噛んで、反対側はしっかり噛んでいないためです。

そういった子に、両方でしっかり噛む意識を持たせるためにガムを噛ませるトレーニングを行なっています。

子ども時代の食べ方が人生を決める！

子どものときに身についた食べ方は、脳にしっかりインプットされ、意識して治さない限りは一生続くことが多いことがおわかりいただけましたでしょうか？

私が所属している日本顎咬合学会《がくこうごう》では、噛んで食べること、専門的にいえば「咬合咀嚼」は、子どもから高齢者までの健康をつくる基本という考えで、活動を続けています。

その活動を通じて、多くの高齢者の食べる様子を見てきました。

そこで、気づいたことは、子ども時代に身についた食べ方は、高齢になっても残っているということです。

ある介護施設で、高齢者の食べ方を観察したところ、認知症になってもひと口の量が適量で、口を閉じてきれいに食べる高齢者もいれば、口いっぱいにほおばり、口をあけて食べたり、奥歯できちんと噛まなかったり、丸飲みに近い食べ方、つまり不自然な食べ方をする高齢者もいました。

その不自然な食べ方は、幼児の不自然な食べ方そのものといっていいくらいよく似ていたのです。

2つのタイプの高齢者の食べ方の差はどこから来るのでしょうか。

それは、子どものときに、きちんと噛んで食べることを習得したかどうかによるのです。

特に、幼児期に正しい食べ方が身につかないと、高齢になるまで不自然な食べ方が続いてしまうのです。

フレイルは口から始まる

不自然な食べ方をしている高齢者は、きちんと噛んで食べる力、咀嚼機能が弱くなります。

実は、咀嚼能力の低下、つまり噛む力の低下は、最近よくいわれる「フレイル」の引き金になると考えられています。

フレイルとは、年をとることで記憶力や体力、運動能力など生活全般の能力が低下し、病気や要介護になりやすい状態のことです。

噛んで食べる能力が低下して弱くなることを「オーラルフレイル」といいますが、フレイルは「オーラルフレイル」から始まることが、わかってきたのです。

老年医学を専門とし、フレイルという言葉を世に広めた飯島勝矢教授（東京大学高齢社会総合研究機構）は、要介護を予防するには、フレイルのうちに対策をとることが重要だと説いています。

そして、特に歯や口のフレイル予防こそが最初の一歩だと強調しています。オーラルフレイルとなって食べる力が弱まれば栄養不足を招き、筋肉の衰えや体力低下につながり、歩行が難しくなったり転倒しやすくなったりします。

このフレイル段階で噛む力を回復させれば、要介護状態に進むリスクを減らすことができるというのです。

つまり、要介護予防には、まずはオーラルフレイル予防をしましょうということなのです。

よく、高齢者が転倒して骨折したのがきっかけで、要介護になったという話を聞きますが、この原因も入れ歯をはずしていたり、噛む力が弱っていたりする場合が多いのです。

歯が19本以下で入れ歯を使わない高齢者は、歯が20本以上ある人に比べ、転倒するリスクが2・5倍になるという調査（厚生労働科学研究「歯数・義歯使用有無と転倒リスク」）があります。

これは噛めないことで、筋力の低下、身体のバランスが崩れるなどが起こり、転倒しやすくなるのです。

噛む力は子どものころからの積み重ねです。

子どものころから口を鍛えておけば、高齢になってから要介護のリスクも減らせるといってもいいでしょう。

「健康長寿」は「健口長寿」から始まるのです。

毎日の食事で子どもを伸ばす

みなさんは「食育基本法」という法律があることをご存知でしょうか？

2005年につくられたこの法律は、子どもたちが豊かな人間性をはぐくみ、生きる力を身につけていくためには、何よりも「食」が重要であることをうたっています。

そして、食育は知識や運動などを学ぶうえでの基礎になるものと位置づけられています。

「子どもたちに対する食育は、心身の成長および人格の形成に大きな影響を及ぼし、生涯にわたって健全な心と身体をつちかい豊かな人間性をはぐくんでいく基礎となるものである」（「食育基本法」より）

食を学ぶことは、すなわち「噛む」を学ぶことといってもいいでしょう。

「正しく噛んで食べる」ことを学ぶ、それが子どもを伸ばす基本なのです。

私の臨床経験でも、口唇の動きが悪く、食べ方が不自然な子どもたちが、噛む訓練で正しい食べ方ができるようになり、顔つきが生き生きして、なにごとにも意欲的になっていくケースがたくさんあります。

こんな例があります。

ある4歳の男の子は、最初に来院したときはたくさんの虫歯があり、上の前歯4本は抜かれていてありませんでした。

噛む力も弱く、飲みこむときに舌を前方に出すクセがあり、上下の第1乳臼歯まで噛みあわなくなっていました。

前歯がないため、うどんなどは噛み切ることができません。

飲みこむときは、下口唇《かこうしん》に異常な力が入り、緊張しています。

口唇も「お口ポカン」の状態です。

頬も引き締まった感じがありません。

そこで、むし歯の治療と前歯の入れ歯を入れました。

むし歯の治療をした後は、噛むトレーニングを行ないました。

口を鍛える「あいうべ体操」もしました。

こうした訓練を始めて1カ月後には噛みあわせもよくなり、うどんをすすれるし、噛み切れるようになり、噛み方もきれいになりました。

正しく食べられるようになり、口元もしっかりしまってきて、顔つきも変わってきたのです。

変化はそれだけではなく、目が輝いて生き生きしてきたことも驚きでした。

「正しく噛んで食べる」ことは、自然に身につくことではなく、赤ちゃんのときから、段階を経て学んでいくことです。

ですから、乳幼児期にうまく身につけることができないと、噛めない、あるいは噛むことが下手で不自然な噛み方になってしまいます。

この「正しく噛んで食べる」ことを学ぶ場が、毎日の食事であり、食卓なのです。

現在、小中学校では、「食育」が行なわれていますが、その教材を見ると、食材や栄養などが中心で、食べ方については「しっかり噛んで食べましょう」というぐらいで、あまり触れられていません。

私は食育の目的のひとつは、食べ方によって健康をつくることだと考えています。

噛むことの効用や噛み方などを、家庭や地域、医療機関などで、積極的に教える必要性を感じます。

厚生労働省が提唱している「噛ミング30（カミングサンマル）」運動は、食育を口の健康と食べ方にフォーカスしたものです。

子どものころから正しい咀嚼を身につければ、生活習慣病を予防して健康にも効果があるとしています。

そのためにはひと口30回噛むことを推奨しています。

しっかり噛んで食べることが、五感（視覚・触覚・味覚・嗅覚・聴覚）を育てることにつながることも強調されています。

具体的な食べ方の基本は、「ひと口30回噛む」ですが、上手な食べ方をマスターするためには、噛む回数以外にも、コツがあります。

私が子どもたちに教えている食べ方の訓練法があります。

そのおもなポイントをまとめると、次のようになります。

今日からでも、子どもに試させてみてください。

一度にすべての項目を行なうのが大変なら、できるものから少しずつ始めてみてください。

毎日続けたい食べ方10カ条

食事前に「あいうべ体操」を10回すると、より効果的です。

❶姿勢をよくして食べましょう。

❷足底は床につけましょう。足をぶらぶらして食べるのは噛む力が入りません。

❸ひと口30回噛むよう意識して食べましょう。

❹ひと口の量は少なめに、口をしめて噛みましょう。

❺飲みこもうと思ったとき、飲みこむのをいったんやめて、さらに5回噛みます。

❻噛んで食物がドロドロになったら、舌が上あごに触れる位置(スポット)を思い出して、飲みこみましょう。

舌が上あごに触れないような飲みこみ方は不正咬合の原因になりやすいからです。

❼先に食べた食物を飲みこんでから、次の食物を口に入れるようにしましょう。

❽水分といっしょにものを食べないこと。水分で流し込まないよう気をつけましょう。

❾食べている最中、ときどき、箸を置き、ゆっくり食べるようにしましょう。

❿食事は楽しく食べましょう。個食にならないように気をつけましょう。

食べ方の教育は0歳から始まる

食べ方は子どもの発達に応じて身についていきます。

月齢や年齢に応じた食べさせ方や注意点をまとめると次のようになります。

第1章でも簡単に触れてありますが、ここではさらに詳しく解説します。

無歯期（生後5カ月〜9、10カ月）

この時期は感覚刺激が脳を育てます。

特に、手と唇の刺激が大きい時期です。

口唇や舌を鍛えることが脳を鍛えることになります。

ものの大きさやかたさなどを口唇と舌で確かめ、情報を脳に伝達し、脳が学習していきます。

哺乳により舌は蠕動様運動をして鍛えられ、食べる力をつける準備をしていきます。

哺乳瓶を使う場合も舌を鍛えることができます。

そのためには哺乳瓶の穴を大きくしないことが大切です。

赤ちゃんの目を見て飲ませ、哺乳瓶のひとり飲みはやめましょう。

ハイハイを十分させ、体幹と噛むために必要な筋肉を鍛えます。

首がすわり支えなしでぐらつかないようになったら、離乳食に入ります。

離乳食はスプーンで下唇に軽く触れ、赤ちゃんが自分で上口唇を使って食べられるようにします。

このときスプーンを口の奥まで差し入れないこと。

口唇のまわりを軽くマッサージすることや舌の先や横を軽くスプーンの柄やお箸でツンツンするのも刺激になります。

前歯期（1歳前後〜）

脳が急激に発達する時期です。

脳への刺激のうち、噛む刺激が50パーセントをしめるといわれており、噛む刺激が特に重要になります。

脳の中でも意欲や思考、記憶、コミュニケーションなどをつかさどる前頭前野が発達する時期です。

この時期の食事は、薄味で食材の味を生かしたものがよいでしょう。

甘いジュースやイオン飲料、乳酸菌飲料は控えましょう。

食事が楽しいものという感覚をしっかり覚えさせることも大切です。

無理強《じ》いしたり、食べないからと怒らないようにしましょう。

ひと口の量を覚えさせるために、手づかみ食べをさせてください。

手づかみ食べは、口唇と舌の運動能力も高めます。

最初のうちは、赤ちゃんは自分のひと口の量を十分理解できないため、大きな食物を口に詰め込みがちです。

食物はひと口の大きさに切りわけてください。

ただし、あまり小さくしないこと。

噛む力が育たないばかりか、ひと口の量が覚えられません。

ウエハースやボーロといったベビー用お菓子は、たくさん口に入れないこと。

乾燥しているため、のどの奥で唾液を吸って急に粘着性を増し、窒息につながります。

奥歯期（1歳半ごろ～2歳ごろ）

咀嚼のリズムを覚える時期です。

食べものを噛んだときに、歯の下にある歯根膜が反応し、刺激を脳に伝えます。

その刺激により、脳は噛むリズムを覚えていきます。

あごや舌がよく動くようになり、咀嚼がつくられていきます。

同時に言葉が増え、自我が発達していく時期で、咀嚼と言葉や記憶などの高度な能力は、互いに刺激しあって発達していきます。

咀嚼をおろそかにすると、脳の発達にも影響します。

この時期は、よく噛ませることで味覚が発達します。

薄味で多種類の食材を食卓に並べることが、咀嚼と脳の発達にプラスになります。

食べ方の注意としては、口唇を閉じて食べさせることです。

噛んだときに食べものが見えるパクパク食いはよくありません。
早食いや口にためたままのため食いをしないように注意します。
水分での流し込みにも気をつけてください。
食生活のリズムが身につく時期です。
時間を決めて食べるようにし、リズムが乱れないようにするのも大切です。
むし歯が多くなる時期です。
歯科検診を忘れないようにしましょう。

完成期（2歳前後〜3、4歳）

噛むことと飲みこむこと（咀嚼嚥下《えんげ》）の土台ができる時期です。
ゴックンと飲みこむとき、のどの筋肉がわずかに動くのがいい飲みこみ方です。
口元や頤（おとがい）の筋肉が緊張するのは不自然な飲みこみ方です。
飲みこみ方と食べるときの姿勢のチェックをしましょう。
頬づえをついて食べたり、背中を丸めて食べたりしていないでしょうか。
食べるときの姿勢にも気をつけましょう。
足は床につけ、正しい姿勢で食べるよう注意してください。

口の中に食べものをいっぱいためて飲みこまない子ども

こういった子には2つのタイプがあります。

ひとつめは食べる意欲が弱いため食が細く、出された食事量が多すぎて、なかなか飲みこまない場合です。

また、嫌いなものを食べずに飲みこまないこともあります。

こういった子は遊びが少なく活発ではないことが多いようです。

身体を動かす外遊びで空腹感を体験させ、食べる楽しみ、口から脳へ快感の刺激を覚えさせることが必要です。

ふたつめは、噛む力が弱いため、飲みこみが下手な子どもです。

咀嚼がうまくできていないために飲みこめず、口にためこんでいます。

気がついたら早めに、きちんと噛んで、唾液と混ぜて飲みこむ練習を始めましょう。

方法は次のとおりです。

噛む力を高めるためには、口唇・舌の筋力と運動能力を上げなければなりません。

「お口ポカン」であれば、上口唇の力をつけるためにマッサージやボタンプル（ボタンを使って口のまわりの筋肉を鍛える訓練）などで、直接的に筋力を鍛えてもいいでしょう。

2歳、3歳前後のお子さんの場合は、遊びの中で口唇力をつけるようにしたほうが、楽しく行えると思います。

たとえば、コップの使用、ストローで吸ったり吹いたりする遊び、口唇をとがらせてお母さんといっしょに百面相などもおもしろいですね風呂場で口に水を含み水鉄砲のように飛ばすのもいいでしょう。

次に、ひと口の量を覚えさせることが大切です。

素材は何でもいいのですが、たとえば、バナナ、茹でた野菜スティックなどを手に持って、子どもの口にあった分量だけ手元から出して口元に持っていきます。

そのひと口の分量を口唇と前歯でかじり取らせ咀嚼させます。

そして、それをよく噛んで飲みこむまで、「よく噛んでね」「やわらかくなったかな～」など声がけをして見届けます。

最初は、口の中に入れる量を1回で飲みこめる程度にし、飲みこみやすいようにすりつぶした状態（マッシュ状態）の食べものを食べさせるようにします。

これでしっかりとあごと口唇をしめて、飲みこむ練習をさせてください。

これができたら、次は繊維の少ない固形食で、飲みこむ練習をします。

最後に少し大きめでかたさのある食べもので練習します。

最初からかたいものや食べにくいもので練習をしても、咀嚼嚥下が苦手な子どもにとってはハードルが高く、なかなかうまくできません。

段階を踏みながら、練習をさせることが大切です。

完成期（4、5歳～6歳ごろ）

最初の永久歯、6歳臼歯が出るころになると、生涯の噛み方が決まってきます。

大切なのは、最強の噛む力を持つ6歳臼歯を、生えてから3年間はむし歯にしないことです。

噛む基礎が固まる重要な時期に、しっかり噛む必要があるからです。

そのためには、親が仕上げみがきをしてください。

厚生労働省などの調査では、口腔内が汚れてむし歯が多い子どもは、ほとんどが強度の偏食があることがわかっています。

むし歯があると食材によっては噛むのが難しいものが出てきて、どうしてもやわらかいもの、食べやすいものなどにかたより、噛む力がうまく育ちません。

食べ方が不自然な場合は、むし歯のチェックをし、あれば治療をすることです。

そして、本書の「あいうべ体操」と「食べ方10カ条」を毎日やってみてください。

早ければ、1カ月ほどで、食べ方が上手になっていきます。

食べ方チェックとその対処法のポイント

❶口の中にためたまま、なかなか飲みこまない

食べものを口いっぱいに押し込んで食べているため、咀嚼が不十分になり、飲みこみがうまくできなくなります。


食欲がないのかもしれません。

その場合は、無理やり食べさせても飲みこみません。

食欲がない原因を見つけましょう。

甘いものを食事の前にとっていないか、生活のリズムが乱れていないか、運動をしているかなど。

甘いものやだらだら食いを控え、食事のときに空腹になるようにしましょう。

また、嫌いなもの、苦手なものは飲みこもうとしないことがあります。

この時期の子どもが苦手な食材には次のようなものがあります。

・ぺらぺらしたもの……レタス、わかめ
・皮が口に残るもの……豆、トマト
・かたすぎるもの……かたまり肉、えび、いか
・弾力のあるもの……こんにゃく、かまぼこ、きのこ
・口の中でまとまらないもの……ブロッコリー、ひき肉
・唾液を吸うもの……パン、ゆで卵、さつまいも
・においの強いもの……にら、しいたけ
・誤飲しやすいもの……こんにゃくゼリー、もち

（小児歯科学会「歯から見た幼児食の進め方」より）

❷早食い、丸飲みをしている

日ごろ、周囲に早く食べるようにせかされていると、早食いや噛まないで飲みこむことが多くなります。

咀嚼が不十分になりますので、せかさずにゆっくり噛むように指導しましょう。

食べものを口の中に押し込まないようにし、ひと口分だけを口に入れ、口唇をしめて、奥歯で噛むよう教えます。

このとき、口をあけてパクパク食べるようなら、口唇をしめるように注意してください。

❸食べている途中で、水やお茶を飲んで流し込む

きちんと噛まないため、飲みこむことができずに流し込んでいると思われます。

まず、ひと口の量を減らして、30回は噛むようにさせます。

食事中には水やお茶を食卓に置かないようにしましょう。

水分は食事が終わってから、ゆっくり飲むようにさせるといいでしょう。

朝食をきちんと食べる子どもは成績がいい

文部科学省の調査（平成22年度「全国学力・学習状況」）では、朝食を食べる子どもと朝食を食べない子どもを比較すると、算数、国語とも食べる子どものほうが10点から20点ほど点数が高かったという結果が出ています。

朝食をきちんと食べることが、子どもの成長にとっていかに大切なのかがわかります。

家族そろって食事をすることも重要です。

食卓は食べ方を通して子どもの人格を形成する場所です。

家族との会話を楽しみながら食べることは、情緒面の安定にもつながります。

個食や家族のいない食事は、情緒面でマイナスに作用し、ストレスに起因する歯ぎしりや噛みしめなどが起きやすくなると考えられています。

食卓での安心感や安全感が欠落すると、子どもの情緒が不安定になり、キレやすくなったり、落ち着きがなくなったりする精神的、心理的問題が起きやすくなるといった報告もあります（「咬合・咀嚼が創る健康長寿」日本学術会議咬合学研究連絡委員会）。

食べることを通して子どもたちは成長していきます。

食べること、食べ方をおろそかにしていないか、一度は見直してみましょう。

口腔崩壊と歯の格差

最近、気になっていることに、子どもたちの口の健康に格差が広がっていることがあります。

むし歯が1本もない子どもたちと、むし歯だらけで、歯の根しか残っていない「口腔崩壊」の子どもたちとの二極化が進んでいます。

私が小学校の校医になった1999年では、12歳児の平均むし歯数は2・2本。対して、校医だった小学校は4・54本と2倍のむし歯数でした。

永久歯のむし歯がひとりで4〜5本ということは第1大臼歯がすべてむし歯の状態だということです。

大変な状態でした。

口腔内は汚く、歯ブラシも行き届かず、歯垢がべったりでした。

そこで、むし歯予防の対策として、検診時に全校児童の口腔内写真を撮り、プリントアウトした写真を家庭と学校に配りました。

これで家庭も学校も口に意識と関心を持つようになったのです。

むし歯対策は、早期予防指導が大切であると常々考えていましたので、その時のむし歯状況から、学年ごとに将来のむし歯状況を予測できるむし歯予測グラフをつくりました。

これにより、どの学年のどの学級に指導を集中させればいいか、養護の先生や担任の先生にもよくわかるようになり、効率的なむし歯予防指導ができるようになりました。

そのかいがあって、現在では0・2〜0・4本と、全国平均より少ないきれいなお口の子どもが多くなりました。

しかし、同校でも二極化が進んでいるのです。

むし歯治療の勧告書を出しても、数年受診せず放置している子がクラスに1〜2名います。

あるときの検診で、むし歯を何年も放置している子がいたので、「歯医者さんに行って治療しようね」と話しかけた私に、その子は必死に声を震わせて「私、行きたいのー、だけど、お母さんが……」と訴えてきました。

その子自身は歯の大切さを知っていたのです。

この体験から、以後、校長・養護・担任の先生方に、

「歯医者に行け、なぜ行かないのかなどと高圧的に怒ったりしないように」

とお願いし、子どもには愛情、ほめる、認めることで寄り添い話しかけるようにお願いして、むし歯教育を行なってもらうようになりました。

小学校1年生ごろに6歳臼歯（第1大臼歯）という生涯使う大事な大人の歯が生えてきます。

歯は何十年にもわたり、ときには100年近くも健口を支える大黒柱です。

もし、乳歯が崩壊した生活習慣のまま、あまり噛まず歯みがきは適当にすませ、甘いものをたくさん食べ、汚れた口の中に6歳臼歯が生えてきたとしたら、やわらかい生えたての歯は、むし歯になり始めると、あっというまに進行してしまいます。

こんなケースがあります。

1年生のころから6歳臼歯が生えてきて、2年生のときには少しむし歯になっていた子どもがいます。

ここで治療すればよかったのですが、そのまま放置したため2年後には歯が半分になってしまいました。

3年後の5年生のときには、完全な歯冠《しかん》崩壊で噛むところは残っていません。この子はたった3年で一生の財産をなくしてしまったのです。

口腔崩壊の実態は、東京や大阪などでも調査であきらかになっています。

大阪府内の公立小学校の歯科検診実態調査では、検診で受診が必要といわれても、受診しない児童が1万2600人もいて、6年生で永久歯が12本むし歯という子どもがいました（2016年、大阪府歯科保険医協会調査）。

受診できない理由は、「生活が苦しい」、「治療費を何とかしてほしい」といったものでした。

また、東京都内の小中学校の調査では、ほぼ3校に1校が口腔崩壊の児童や生徒がいるということです。

ほとんどの歯がむし歯の子どもや歯が残っていない小学生もいたそうです（２０１７年、東京歯科保険医協会調べ）。

全国21の都府県の調査では、口腔崩壊の子どもがいた小学校は39・7パーセント、中学校32・7パーセント、高校50・3パーセントという結果でした。

また、せっかく、学校で歯科検診をして受診をすすめられても、受診しない子どもたちは約26万人もいたそうです（２０１８年、全国保険医団体連合会調査）。

この調査結果から見えてくるのは、子どものむし歯には家庭の経済状態が影響するということです。

日本の子どものむし歯の本数は0・82本（12歳平均）で、地域によってはほとんどむし歯ゼロというところもある一方で、このように口腔崩壊の子どもが存在します。

日本は世界に誇れる皆《かい》保険制度を持ち、平等な医療が受けられるはずですが、深刻な健口格差があるのです。

口腔崩壊の状態では、しっかり噛むことはできません。

口腔崩壊の子どもたちの噛む力は弱くなっているはずです。

それが、子どもたちの学力や運動能力にマイナスの影響を与え、生きる意欲や心の安定をはばんでいる可能性もあります。

また、背後に「虐待」が潜んでいることもあります。

健口の格差は健康格差につながります。

子どもたちの健口格差を縮めるためには、私たち歯科医療従事者はもちろん、行政や学校、地域で取り組んでいく必要があります。

あとがき

私は、小児歯科医として福岡県で約20年、故郷の佐賀県武雄市で20年、計40年以上子どもたちの口を診てきました。

よりよい診療を目指し、それに役立てるため、長年にわたって子どもの口腔機能をビデオや写真で記録してきました。

そして、見えてきたのが口の活動性の神秘、すなわち、咀嚼の力です。

介護の世界では咀嚼力がつき、食事ができるようになると、元気になることは知られています。

子どもの場合は、一般にはあまり知られていませんが、これまでに紹介してきたように、高齢者に勝るとも劣らないような効用があるのです。

私は噛む効用を「脳・健・美・力」であらわしています。

それを簡単に説明すると、

「脳」は、脳血管に血流を送り、脳を活性化させる。

記憶力、集中力も高くなる。

「健」は、健康と直結している。

栄養をとり、消化、吸収を高め肥満を防止する。

「美」は、よく噛むことにより、口元、顔の筋肉が引き締まり美しくなる。

「力」は、味覚も鋭くなり（鍛えられ）、おいしく、楽しく食べることができ、運動能力もアップする。


特に、握力を強くし平衡感覚がよくなる。

だから、噛むは「脳・健・美・力」なのです。

みなさんはリンゴひと切れ食べるのにどれくらい時間がかかりますか？

ひと切れを見て、口唇、前歯でとらえ、奥歯に持っていき、咀嚼して小さくやわらかくなったら、ゴックンと飲みこみます。

15秒～20秒くらいでしょうか。

この15秒～20秒の噛む機能を、子どもは3年～4年かけて覚えるのです。

それも誕生したときから始まっているのです。

すでに哺乳から口腔機能の獲得が始まっています。

子どもとの毎日は大変だと思いますが、少しだけでも口腔機能の育成に関心と注意を向けながら子育てをしていただけると幸いです。


口腔機能育成の原点は愛情です。


赤ちゃんへの想いです。

そして、体幹です。

太陽の光を浴び、首をしっかり支え、おすわりができることです。

赤ちゃんの口の力のすごさを信じて、よろこぶものは手に持たせ、口でしゃぶらせ、かじらせましょう。

生涯を支える歯の1本の価値は100万円といわれています。

全部で28本、2800万円です。

この2800万円の定期預金を持って旅立つのです。

育てる人たちは子どもにすごい財産を与えることできるのです。

私は校医として小学校検診で撮った写真を、卒業式のときに6年間の記録としてプリントアウトし子どもたちにプレゼントしています。

生涯にわたる健口を支える28本の歯を持って、人生への旅立ちをするときです。


健康な歯であれば、噛んで健康になるだけでなく、くやしいときに食いしばることもできるのです。

口は連続性の積み重ねです。

ひずみがあると、そのうえに自分の口がつくられていきます。

しかし、ひずみは気づいた時点で修正することができます。

できるだけ子どものうちに早期発見、早期治療をすることが大切です。

日本は超高齢社会に入ります。

終生、食べる楽しみを持ち笑顔の会話ができるように子どものときから良好な口腔機能をつくりましょう。

幼児期に獲得した口腔機能は終生続きます。

口腔機能は「三つ子の魂百まで」です。


とりとめもなく、自分の思っていることを拙《つたな》い文章で書きつづってきましたが、格調ある文章と内容に仕上げていただいた油井香代子さんに感謝申し上げます。

出版という形にしていただいた小田明美さんに感謝いたします。

資料などをそろえてくれたスタッフにも、ありがとうございました。

2019年2月

増田　純一

増田純一　ますだじゅんいち

小児歯科医。1942 年生まれ。九州歯科大学卒業。佐賀県武雄市の小児マスダ矯正歯科医院院長。長年、子どもたちの歯と健康に取り組んできた。豊富な症例記録から噛む力を育めば子どもの知能や運動能力が高まり、顔つきや姿勢もよくなることを確信し、噛む力を高める治療に取り組んでいる。専門書の執筆が多かったが今回が一般に向けた初の書。著書に『咀嚼効果—歯科医院でつくって、つたえる脳健美力』（グレードル刊）などがある。各地で講演活動や歯科衛生士向けの研修コースも開催している。

歯学博士
日本顎咬合学会指導医
日本小児歯科学会会員
審美歯科協会会員

子どもの知能と身体を発達させる
噛む力
頭のよい子はきちんと噛める

2019年3月5日　第1版第1刷発行

著者　増田純一
発行所　WAVE出版
〒102-0074　東京都千代田区九段南3-9-12
TEL 03-3261-3713　FAX 03-3261-3823
振替 00100-7-366376
E-mail: info@wave-publishers.co.jp
http://www.wave-publishers.co.jp
印刷・製本　シナノパブリッシングプレス

NDC497　19cm　191p
ISBN9784866211787